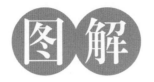

图解

舌诊

伸伸舌头百病消

罗大伦 著

知名中医专家　中医诊断学博士
中央电视台《百家讲坛》特邀嘉宾
北京电视台《养生堂》栏目前主编

江西科学技术出版社

2018·南昌

再版序

愿大家受益更多

有一天，我去当当网看我所出版图书的读者反馈。相当一部分读者好评给我带来了很大的震撼。大多数读者都反映，他们用了书中介绍的方法以后，改善了体质，并表达了深深的感谢之情。这实在太让我感动了。

这上万条的读者留言，说明我写的这些书，确实给大家提供了一些帮助，让大家在自己和亲人身体出现问题的时候，能够找到一些行之有效的方法去解决。这就是我工作的意义。能给读者带来一些帮助，我觉得特别开心。

如果有人问我，这辈子什么是真正有意义的事情。我觉得，把实实在在的健康知识分享给大家就是特别有意义的。这样的事我还会继续做下去。

现在，这几本书出版也有三四年了。这几年，我又积累了新的经验，收获了新的知识，还收集到了来自各方读者提出来的反馈和需求。因此，我在原版基础之上，增加了一些之前书里没有的新内容来满足大家的需求，希望大家受益更多。

改版后的这几本书，其实就是原作的升级版。我既希望它们能尽量满足大家的需求，又希望大家都能够继续学习中医知识，保护好自己和家人，成为全家人健康的守护神。

罗大伦

2018 年 1 月 24 日

作者序

掌握舌诊，保障自己的健康

我做中医健康知识普及工作很多年，每次给大家做讲座，讲的都是舌诊，我希望大家用舌诊知识来自查，来分析自己的体质，这样才能对自己的身体有个初步的了解，才能不至于在调理的大方向上犯错，才能更有针对性地调理。

我讲课时，课堂上总是很热闹，大家都说收获很多。但是，每次课后他们都会问我，是否有我写的舌诊书？对此我是比较惭愧的。之前我虽然写过十多本中医书了，每天也在使用舌诊，却一直没有把舌诊的神奇变成文字与大家分享。

所以这本书的出版，是对大家的一个交代，网络上那些咨询多年、期望见到此书的朋友们，谢谢你们的鼓励！正是你们的推动，令我有激情笔耕至今，终于付梓。在写书的时候，我的脑海中不断闪现回忆。当年我在北京中医药大学读博士，做的课题就是舌诊研究，记得当时经常天还没亮，我就出发去医院收集患者资料、拍摄患者舌图，然后对照资料分析舌图特征。是当年这些严谨的训练，让我对舌诊有了大量的经验积累，为日后的工作做了铺垫。现在想起北中医的点滴，仍然觉得那么温暖。所以，在此我也要感谢当年我的博士导师梁嵘教授的悉心指点，本书中有几张舌图，也是当年拍摄的，在此一并致谢！

舌诊的研究，尚有更大的空间，各位同仁如果有自己的心得，望不吝赐教，让我们共同努力，使舌诊有更大的发展！

舌诊是一个非常直观的诊断手段，老百姓可以多做了解，这样可以对自己进行健康筛查；专业工作者多多研究，可以明显提高诊断效率。本书是百姓普及版，以后我会整理出一个专业版，给医学同仁来借鉴，希望舌诊在未来可以得到更好的发展，为百姓的健康贡献更大的力量！

寥寥数笔，唯愿大家身心安康，是为序！

罗大伦

2015 年 6 月 10 日

编者序

遇见罗老师是我们家的一大幸事

　　小编以前对舌诊不甚了解，总觉得很玄、很高深莫测。可是自从开始编辑《图解舌诊》这本书以后，我发现通过观察舌头就能知道自己的体质，还能发现一些重大疾病的征兆，而用简单的方法就能调理自己的身体，减轻了我们去医院过度体检、过度医疗的困扰。这让我对舌诊越来越感兴趣了。

　　我一有机会就给身边的人看舌象，特别是给自己和家人，在这个过程中，我发现舌象确实变化非常快，而且能够及时传达身体发出的警报。有一次，外婆在电话里和我提起她这段时间总是浑身没劲儿、头晕，她以为是年纪大了的关系，但我发觉这有点儿像血虚的症状，就趁着过节回家的时候给她看了一下舌象，发现她舌头的颜色非常浅，甚至有种透明的感觉，这和书上说的血虚的舌象很像，就将外婆的舌象图发给罗老师，并取得了确认。于是，我们带外婆去医院检查，果然验出来她有些贫血。后来，我把书上的养血方"玉灵膏"的做法告诉妈妈，让她坚持做给外婆吃。两周之后，外婆在电话里告诉我，她感觉身体有力气多了，头也不晕了，而且连之前一直不大好的睡眠都得到了改善，这就是养足了心血的效果。外婆的身体好了，我们全家都非常高兴。现在，家人每次打电话都在问我如何看舌象、如何调理身体、这本书什么时候能问世……遇到罗老师、遇到这本书，真的是小编一家的福气。

罗老师通过这本书把他多年的舌诊经验心得分享给大家，让大家通过看舌象就能初步判断自己的体质和病情，并能通过简单的方法，比如泡脚、食疗或者吃中成药来调理自己的体质，让养生这件事更加接地气。对广大读者，尤其是工作忙、压力大的"职场金刚"和每天窝在家里的"宅男宅女"，以及所有关注养生健康的中老年人来说，又何尝不是一件幸事呢？

编　者

2015 年 6 月 12 日

目录
Contents

第一章 **最好的体检专家是自己**

1 掌握了中医诊断学里的望诊，就能看病如神 / 20

2 舌诊是望诊中最直观的 / 22

3 日观舌象，把疾病消灭在萌芽状态 / 25

（1）看舌苔、舌质，随时保证身体不出问题 / 25
（2）什么是"闻、问、切" / 26

4 希望这本书能帮助大家成为半个舌诊专家 / 29

第二章 **如何在最短时间内学会舌诊**

1 在什么条件下观察舌象才准确 / 34

2 哪几种情况下看舌象没用 / 37

（1）吃了有颜色的食物时不要看舌象 / 37
（2）晨起不要看舌象 / 37
（3）尽量不要在饭后半小时内看舌象 / 38
（4）尽量不要在有色灯光下看舌象 / 39
（5）吃了某些抗生素、某些化学添加剂后不要看舌象 / 39
（6）月经期看舌象要说明情况 / 40

3　看舌象能看出身体有什么问题 / 41

（1）身体虚的时候，舌象、舌头会有变化 / 41

（2）通过看舌象，我们可以判断病情是否严重 / 42

（3）看舌象还能看出人得的是哪一种病 / 42

（4）可以通过舌象判断所用的调理方法对不对 / 43

第三章　看舌象主要看舌质和舌苔

1　如何看舌质 / 46

（1）正常人的舌质和不正常人的舌质是什么样子 / 46

（2）舌质颜色朝淡白的方向发展，代表人血虚或体内有寒、阳气不足 / 48

（3）舌质颜色变红，说明感染了外来热邪或是体内的热在增加 / 49

2　如何看舌苔 / 52

（1）正常人的舌苔是薄白苔，很薄、很白，边上会露出舌质 / 52

（2）刮舌苔对健康不利 / 53

（3）舌苔厚了，说明身体湿气重；舌苔过薄，说明胃有问题 / 54

3　身体有啥问题，舌苔颜色就有相应的变化 / 55

（1）得了外感，舌苔的颜色会加深 / 55

（2）身体湿气重，舌苔会由薄苔变得黏腻，然后变黄…… / 56

（3）身体血液循环好不好，看舌头颜色就知道 / 56

人活一口气：气虚体质的人如何保养

1 养气就是养命 / 60

（1）气足的人和气虚的人看上去截然不同 / 60

（2）伤气就是伤肾、伤脾 / 61

（3）很多孩子爱感冒，根本原因是脾胃功能差 / 62

（4）把脾气补足，才能真正补肾 / 63

2 气虚体质的人身体有哪些表现 / 64

（1）气虚的人一般脸色没光泽，体力差 / 64

（2）气虚的人少言懒语，容易神疲乏力 / 64

（3）气虚的人怕冷，怕被风吹，很容易感冒 / 64

（4）气虚的人吃东西容易腹胀 / 65

（5）气虚的人大便不成形 / 65

3 气虚体质的人舌象是什么样子 / 66

（1）舌头上有齿痕的人多半气虚 / 66

（2）舌苔铺满舌头，说明体内湿气重 / 68

（3）舌苔越厚，说明体内湿气越重 / 70

（4）如果舌头上的蕈状乳头偏大，红点集中在舌尖到舌中部，说明
体内有湿热 / 72

（5）舌头胖大、有齿痕，舌上有两条唾液线，说明体内湿气很重 / 74

（6）如果舌苔都浮起，像是能刮掉，说明体内的湿气不严重 / 76

（7）舌头中间有裂纹，说明脾胃气虚 / 76

（8）气虚的人舌体胖大 / 77

（9）没有舌苔，或者舌苔极薄 / 77

4 气虚体质之人的保养方 / 79

（1）脾胃气虚之人的经典养胃茶 / 79

（2）气虚体质之人的经典除湿方 / 79

（3）气虚体质之人的经典补脾方 / 81

（4）气虚体质之人的经典运脾方（平胃散） / 81

5　气虚的人不要做以下伤身的事 / 83

（1）早起喝凉白开会严重影响阳气的生发 / 83

（2）喝茶过多，容易加重体内湿气 / 83

（3）冰镇饮料最伤脾胃 / 83

（4）补脾金方：补中益气丸、八珍糕 / 84

第五章　贫血的人老得快：血虚体质的人如何保养

1　会养血的人不易老 / 88

（1）为什么会血虚？"吃饱了撑的" / 88

（2）过度思虑也会伤血 / 89

（3）女性一生中失血的机会比较多 / 89

（4）熬夜最耗血 / 90

2　血虚体质的人身体有哪些表现 / 91

（1）血虚的人短时间蹲下再站起来会头晕 / 91

（2）血虚的人所有与神志相关的功能都在退化 / 91

（3）血虚的人容易疲劳 / 91

（4）血虚的人，外边热身体就热，外边凉身体就凉 / 92

3　血虚体质的人舌象是什么样子 / 93

（1）如果舌边颜色很浅，说明有轻微的血虚 / 93

（2）如果舌质的颜色非常浅，甚至有一点儿透明的感觉，就是典型的血虚 / 94

4 血虚体质之人的保养方 / 95

（1）煲汤喝补血效果最好：当归养血鸡汤 / 95

（2）千古养血名方：玉灵膏 / 96

（3）玉灵膏既能补血，又能安神 / 97

第六章　血瘀生百病：瘀血体质的人如何保养

1 什么原因会导致身体瘀血 / 102

（1）外伤会导致瘀血 / 102

（2）手术会导致瘀血 / 102

（3）生气会导致瘀血 / 102

（4）气虚会导致瘀血 / 104

（5）受寒会导致瘀血 / 105

（6）"热"也会导致瘀血 / 105

2 瘀血体质的人身体有哪些表现 / 106·

（1）记忆力差 / 106

（2）身体很多部位会出现瘀斑 / 106

（3）经常感觉喉咙干、皮肤干燥、不光洁 / 106

（4）皮肤上有血丝 / 107

（5）身体有些地方常常疼痛 / 107

3 瘀血体质的人舌象是什么样子 / 108

（1）舌尖有很明显的瘀点，表明瘀血正在形成 / 108

（2）如果舌下两条静脉又黑又粗，说明体内的瘀血很严重 / 109

（3）如果舌尖偏，体内可能有瘀血 / 110

（4）舌质颜色发青、发紫，都可能是瘀血导致的 / 111

（5）如果女性的舌头上有瘀血的指征，嘴唇上汗毛很浓，可能有
子宫肌瘤、卵巢囊肿 / 112

（6）如果舌头发紫、发黑，外边罩了一层白苔，说明湿气把瘀血
　　罩在里面了 / 113

4　瘀血体质之人的保养方 / 115

（1）衰老就是身体瘀血增加的过程 / 115

（2）泡脚去瘀血的效果有时候比喝药还好 / 116

（3）腰腿受寒后的驱除寒湿泡脚方 / 117

（4）心脏瘀血最危险，可用三七粉配西洋参粉化瘀 / 117

（5）骨折后的化瘀食方 / 119

（6）非常有效的治疗痔疮小方 / 119

（7）女性瘀血如何调理 / 121

第七章 不焦虑，不上火：阴虚体质的人如何保养

1　什么原因会导致人阴虚 / 126

（1）熬夜、吃过多辛辣的东西会阴虚 / 126

（2）情绪出问题，身体会阴虚 / 126

（3）不管什么体质，都要先调好脾胃再说 / 127

2　阴虚体质的人身体有哪些表现 / 129

（1）阴虚的人脾气大，手心脚心发热 / 129

（2）阴虚的人通常睡不好、盗汗 / 129

（3）阴虚的人大便干燥、尿黄、腰膝酸软 / 130

（4）阴虚的人脉搏跳动比较快 / 130

（5）阴虚的孩子，嘴唇会很红，有眼袋 / 130

（6）阴虚的孩子好动，容易感冒，一感冒嗓子就肿 / 131

（7）阴虚的孩子耐性差 / 131

3　阴虚体质的人舌象是什么样子 / 133

（1）阴虚的人有个明显特征：舌头红 / 133

（2）舌苔很薄或没有舌苔（萎缩），是阴虚的表现 / 134

（3）老人舌头上有很深的裂纹，是阴虚的表现 / 134

（4）舌苔分布不均、舌质偏红，绝大多数是阴虚引起的 / 135

（5）舌质由红变白，说明从阴虚体质变成了血虚体质 / 135

4　阴虚体质之人的保养方 / 136

（1）调理孩子阴虚的妙方 / 136

（2）调理成人阴虚的妙方 / 136

（3）肾阴虚，请用六味地黄丸 / 136

（4）从饮食上调理阴虚体质 / 140

 第八章 **做人就要阳气十足：阳虚体质的人如何保养**

1　阳气不足，自然活得畏畏缩缩 / 144

（1）为什么人会阳气不足 / 144

（2）受寒、作息不规律等，都会伤脾阳、肾阳 / 145

2　阳虚的人身体有哪些表现 / 146

（1）阳虚的人怕风、怕冷，尤其以腹部、下肢怕冷为主 / 146

（2）阳虚的人面色苍白、没有血色 / 146

（3）阳虚的人往往小便很频，尿清长，尿液很多 / 146

（4）阳虚的人腹部、胃部遇冷则痛 / 146

3　阳虚体质的人舌象是什么样子 / 147

（1）阳虚的人舌苔是白的，舌质很淡，不是红色的 / 147

（2）阳虚的人往往唾液量会改变 / 147

4 阳虚体质之人的保养方 / 149

（1）肾阳不足的人，可吃金匮肾气丸 / 149

（2）老人起夜次数多，请用金匮肾气丸 / 149

（3）一沾凉东西就胃疼，吃附子理中丸就会好 / 150

（4）冬季进补，请用补阳羊肉汤 / 150

第九章 终身远离"三高"：痰湿体质的人如何保养

1 痰是人体内湿气的"结晶"，脾虚就会痰多 / 156

（1）脾一虚，人体的五脏六腑都会跟着虚 / 156

（2）体内湿重，归根到底是神志和情志方面有问题 / 157

2 痰湿体质的人舌象是什么样子 / 158

（1）舌上有黏腻的水液，或是舌苔厚腻、白得像霜，要注意
"三高"问题 / 158

（2）舌苔很腻、很厚，舌质红，说明体内营养过剩，无法化热，
会引起更加严重的失调 / 159

3 痰湿体质之人的保养方 / 161

用千年祛湿化痰古方温胆汤来泡脚 / 161

第十章 安神才能强大：气郁（肝气不舒）体质的人如何保养

1 现代人最大的毛病就是易生气 / 166

（1）不管什么体质，都要调神才能强大 / 166

（2）压力大、长期焦虑，就可能得糖尿病等重大疾病 / 167

（3）一切治疗的最终目的都是为了让人活得心安 / 168

（4）把火憋在心里不发出来的老好人最容易得肿瘤 / 168

（5）家长的焦虑情绪一定也会让孩子肝气不舒 / 169

2　肝气不舒的人身体有哪些表现 / 172

（1）肝气不舒的典型指标 / 172

（2）胸闷、肋骨胀痛、心悸等问题，可能是肝气不舒引起的 / 173

（3）肝气不舒的人，脾胃一定不好 / 174

（4）肝气不舒，可能伤肺，引发严重问题 / 174

3　气郁体质的人舌象是什么样子 / 176

（1）人肝气郁结的最明显特点：舌头伸出来是尖尖的 / 176

（2）舌头由尖变胖圆的人，多是肝气不舒、体内湿气很重 / 177

（3）舌头尖尖的，舌边、舌尖红，白苔 / 178

（4）舌尖变红说明有心火 / 179

（5）如果孩子生下来舌头是尖的，家长要重视 / 179

4　肝气不舒之人的保养方 / 180

（1）肝气不舒会引起焦虑症、胃痛、胃溃疡，吃舒肝和胃丸、
　　喝黄芪建中汤就能解决 / 180

（2）专治肝气不舒所引起的失眠的泡脚方 / 182

（3）如果凌晨三四点钟早醒，要敲肺经上的痛点 / 183

（4）专治肝气不舒所引起的高血压的泡脚方 / 184

（5）专治肝气不舒所引起的甲状腺结节、乳腺增生的调理方 / 186

（6）情绪不好，喝灯心竹叶汤 / 188

后记：如何面对"无妄之疾" / 189

第一章

最好的体检专家是自己

◎ 掌握了中医诊断学里的望诊，就能看病如神

◎ 舌诊是望诊中最直观的

◎ 日观舌象，把疾病消灭在萌芽状态

看舌苔、舌质，随时保证身体不出问题

什么是"闻、问、切"

◎ 希望这本书能帮助大家成为半个舌诊专家

1 掌握了中医诊断学里的望诊，就能看病如神

在医学几千年的发展过程中，中医总结出了很多维护身体健康的方法，光诊法就有望、闻、问、切四种。其中，望包括望面（望人脸上不同的部位，是否长了什么异常的东西，颜色如何、明暗如何等）、望舌、望形态、望人的神气……望出来的不同问题，就对应人体不同脏腑的疾病。

在中医历史上，很多名医都擅长望诊。

比如金元四大家之一——朱丹溪看病时，一定会在医案上写上病人的形态如何、面色如何，还有他的性情如何，这是古代大医特别重视的一部分内容。

望诊在四诊里是排最前边的，是中医诊断学里最重要的内容。古人说"望而知之谓之神"，为什么会这么说呢？这是因为古人把望、闻、问、切的境界分别对应成神、圣、工、巧，说"望而知之谓之神，闻而知之谓之圣，问而知之谓之工，切而知之谓之巧"。这话里面的含义是：中医一旦掌握了这个望诊以后，就能诊病如神。为什么好的老中医看病非常快，短短两三分钟就把你的问题都说出来了，有的人就会想：这个老中医号脉真的就那么准吗？其实，你刚进门的时候，老中医一看你的面色、你的形态，就已经把你身体的状态猜个八九不离十了。接着让你坐下来，看你的舌头，切脉验证一下，然后再问几个问题，如果你的回答跟他心里想的对

应上了，他就有数了，诊断就出来了，这就是经验。

所以，我们如果想对自己的身体有所了解，保持自己的身体健康，了解一下望诊的部分内容是很有必要的。

但遗憾的是，现在望诊的技巧丢失了很多。过去的中医世家，望诊是传男不传女的，慢慢地传承的人少了，有的甚至失传了，而且望诊又很难记录，因为写不清楚。现在能完全掌握《黄帝内经》里边望诊内容的人已经不多了。

我曾经向色诊大师王鸿谟先生请教过，他就说完全掌握这部分内容的人不多了，虽然他现在在努力传播色诊的知识，但是要传授起来还是有难度的，即使真正写下来也描述不清楚。而色泽、形状之类的辨别，还需要大家看完后自己去领会，而且要经过大量的训练才行。

2 舌诊是望诊中最直观的

那么望诊中什么最直观呢？就是舌诊。

望诊是随着中医一起出现的，在《黄帝内经》里讲述望诊的内容很多，包括望面色、望神态等。而舌诊出现的年代比较晚，且内容很少。《黄帝内经》里面对舌诊只有一些简单的描述。舌诊是在金元时期才真正出现的，但之后并没有完全发展起来，而是后来到了清代的时候，才跟温病学说一起发展起来。

那么，舌诊到底是怎么出现的呢？

原来，在金元时期出现过一本书——《敖氏伤寒金镜录》，是中医舌诊的第一部专著。内容是专门论述舌诊的，但讲得相对简单，把舌诊和患外感的伤寒病对应了，提出什么颜色的舌头代表疾病的什么阶段，外邪到达"六经"①的哪一经了，同时配图说明——当时画的图很有意思，都是彩色图，而且怕彩色失真，又标上对于颜色的文字说明。这本书的作者是一位姓敖的医生，但是具体叫什么名字人们已无从知晓（很多人以为敖姓是少数民族，其实不是，敖是汉族最古老的姓氏之一），这位了不起的医生的名字没有流传下来，非常遗憾。而书出来以后，大家也没有重视，因此几近失传。

---

① 太阳经、阳明经、少阳经、太阴经、少阴经、厥阴经的合称。

明代有个太医院的院长叫薛立斋，他在北京的时候发现有位大夫看病如神，效果比别人都好，就很惊讶，遂问大夫："你有什么本事看病这么准？"大夫不告诉他为什么。薛立斋就观察，发现这大夫看病的时候都会看病人的舌头，薛立斋就觉得奇怪了，这个方法以前没有见过啊——因为以前中医只是号脉。他又问大夫从哪儿学的这个功夫，但那人始终不说。

后来薛立斋到了南京太医院，有一天他在书库翻书时，找到一本旧书——《敖氏伤寒金镜录》。翻开一看，这本书里边有很多关于望舌头的内容，他立刻就明白了，原来那位大夫看的是这本书。薛立斋的境界比较高，他没有把这本书藏起来，而是把书给翻印出版了，也是按照原书的颜色，怕颜色失真，还在图边标上文字说明。从此以后，舌诊才大行其道。

舌诊出现以后，受到了越来越多的关注。这个时候，恰恰又赶上了温病学说正在萌芽。那么，这温病学说又是怎么回事儿呢？

原来，从金元以后到明代，温病学说开始出现了，这是与瘟疫相关的，因为明代社会比较动荡，人民很贫穷，瘟疫不断；一旦瘟疫流行，就会有成千上万的百姓患病。此时，患者多呈现热证，按以前治疗伤寒病的散寒方法治行不通，而医生对此又普遍经验不足。所以，急需一种新的治病思路和理论出现。《敖氏伤寒金镜录》这本书正是把舌诊跟热证联系起来了。因为人体越热，舌象（包括舌苔和舌质）的变化越明显。

当时，有位叫吴又可的医生写了一本书叫《温疫论》，当时人们还用温热的"温"，而不是病字旁的"瘟"。书中论述了瘟疫的来龙去脉，认为这些瘟疫以热邪居多，需要鉴别，就把舌诊和瘟疫联系了起来。

研究瘟疫的医家怎么来标示热呢？之前，人们认为所有的外邪外感病都是受寒导致的，而吴又可说不一定，他认为还有因受热邪而患病的。那么怎么能证明病人是受热邪了呢？吴又可发现，舌象是最有力的证据。因为人受热邪，舌象变化最明显，舌苔会变黄，舌质会变红，而通过诊脉却未必能诊断得那么清楚。

就这样，明代后期到清代的时候，从瘟病里边又分出一个学术分支，叫温病。医生们发现，并非所有的情况都是瘟疫，热邪也会引起普通的外感，于是起名叫温病。结果温病学派发展越来越大，后来甚至把瘟疫的诊治内容收到了自己的体系中。这就形成了我们现在说的伤寒、温病两大学派。

之后，人们又慢慢发现：通过舌诊诊断，能把内伤病也看得很清楚，于是舌诊与内伤疾病也建立起了联系。这样一路发展到清代，舌诊就基本成形了。

到清代晚期的时候，舌诊基本完成了学说的建立，体系非常完整。

到现代，人们运用更加丰富多样的科技手段来分析舌诊，分析它为什么会准确反映人体的变化。比如说，舌苔是什么构成的，舌苔里边到底有什么等。经过分析，人们发现舌苔里有各种各样的东西，比如丝状乳头①，还有食物残渣、各种微生物等。人们还研究了当丝状乳头充盈的时候，舌苔有什么变化等内容，分析得越来越细。这样，我们就越来越清楚地认识到，舌诊是非常准确的，舌象能更直观地反映我们身体的情况。

---

① 数量最多、体积最小，遍布于舌背，外观白色丝绒状，具有一般感觉功能。

3 日观舌象，把疾病消灭在萌芽状态

在中医的诊断手段中，舌诊是比较好学的。举个例子，大家看自己的手，能看到里面肌肉的颜色吗？不能。为什么呢？因为肌肉外边包裹的是分很多层的皮肤，把肌肉的颜色都挡住了。所以你看到的是黄白色的皮肤，看不到肌肉的颜色。但是舌头很特殊，舌头肌肉外边包裹的是黏膜，黏膜是半透明的，里面又有很多毛细血管。肌肉里边气血充盈的时候，尤其是在血液充盈的情况下，透过半透明的黏膜是可以观察到的。所以血液丰富时，舌头就呈淡红色，血液不充足的话，颜色就开始减退了。

（1）看舌苔、舌质，随时保证身体不出问题

舌头就是这样的一个器官，可以通过其半透明的黏膜观察到体内血液的状态。这在舌诊中，叫观察舌质①。能够反映我们身体的正气是否充足。比如，人体血液足，舌质就变淡红了；血液不足，舌质就变淡白了。体内整个温度在下降，它变白了；温度上升，它又变红了……通过这些观察，我们会了解身体是否健康的很多信息。

舌苔反映的是人身体状态，如果身体功能正常，舌头正中间铺的是薄白的舌苔；身体功能低下，舌苔就向两个方向发展，要么变厚或变密，要么消

---

① 舌质就是一个椭圆形舌体边露出来的、舌苔没有覆盖上的淡红色部分。

失。比如湿气重，则舌苔满布、变厚；如果痰湿重，则舌苔变厚、变黏腻。

所以，如果我们能学会看舌象，那么基本上就可以在第一时间了解身体大概的好坏。这对我们每个人来说，是非常重要的。

其实，真正的健康并不在医生手里，而在我们自己手中。随时知道自己的状态如何，随时调整，随时改善，就能够达到真正健康的状态。而如果学会了舌诊，日常生活中就能给自己和身边的人进行健康筛查，既能未雨绸缪，发现疾病的苗头，避免发展成慢病、大病，更能避免过度体检、过度医疗之害。

我曾经看过一本法国的有关健康养生的书，让我很吃惊。作者是一位女士，电视台的主持人。她特别忙碌，身体一塌糊涂，几近崩溃，后来她就找了一位用自然方法进行健康调理的专家，专家看了她的舌头以后说你身体营养代谢出了问题，然后她就按照医生的建议调整，之后身体的状态变得特别好。她觉得舌诊太了不起了，就跟专家学习，现在成了西方著名的保健医学专家。

（2）什么是"闻、问、切"

在中医诊断的四诊中，诊脉属于"切"的内容。大家如果仔细观察中医诊脉，会发现其实这是一个很微妙的过程，很不直观，因为你不能打开血管看它是怎么跳动的，你要通过手指头去感受。

大家知道，每个人手指的感应灵敏度是不同的。如果是经常干活的人，这里的皮就厚，摸别的东西就可能不灵敏；天天打篮球的人，手指的感应也不灵敏。每个人的感受都不一样，学起来就更费劲了。所以，中医形容脉诊，有句话叫"心中了了，指下难明"，说的就是这个意思。

在古代，人们还是比较重视诊脉的，古代很多医生是切脉如神，一切脉就知道病人怎么回事。但现代中医里这样的高手很少，原因是师承学习的人越来越少，所以诊脉的技术流失很严重。望、闻、问、切四诊中的"闻"是听，古代指的是听声音，不是现在说的闻气味，古代把闻气味叫嗅。闻是听你说话的声音、听咳嗽的声音等，但这方面内容，至今我们也研究不够。

古代高明的医生一听人说话的音调，就可以判断这个人身体的状态如何，这个方法在《黄帝内经》里有所记载，但后世了解的人不多。

大家知道，张景岳是明代有名的中医，据说他在辽东的时候，听到老百姓在田间唱歌，一听那悲凉的音律，就知道将要亡国。张景岳写《类经》的时候，就很重视《黄帝内经》的这部分内容，但是也不知道如何解释，可见其内容之难。

另外，古人还可以通过"闻"一个人说话的尾音，来判断他的中气是否充足，比如中气不足的人尾音会低。这样的内容有很多，但是历代都研究得较少。后来闻诊还增加了新内容，就是闻气味，通过闻患者身体的各种气味来判断其病情。

四诊中，"问"就是问病史，张景岳就在《景岳全书》中写过《十问歌》，这是问诊学里一个比较详细的内容，这也是我们要学习的。比如孩子咳嗽，那么我们家长就需要清楚孩子咳嗽的声音是什么样的？一天咳嗽几次？每次咳嗽多少声？痰成块不成块？是黄的还是白的？浓的还是清的？清到什么程度等信息。这样，才能为医生诊断提供最准确的信息。这也是大家学习中医知识的意义之一。

我们普通老百姓学习舌诊也很方便，学会后可以随时观察自己的舌象。为什么要随时观察舌象呢？因为舌象是动态变化的，比如你身体不舒服去看医生，医生往往看到的是一个特定时间的舌象。比如你一大早没吃饭去看，舌象就跟你饭后是不一样的。你刚喝完了 1 杯牛奶，舌苔全是白的，这时医生看到的就是生活的一个片段。你喝了 2 杯水，吃完东西以后，舌苔变了，医生不知道，他只能观察到你这个时间片刻的状态。

所以，我们老百姓自己学会舌诊以后，可以随时观察，观察多了，就知道什么舌象能反映身体的什么情况。这样，不但自己心里对身体的好坏大概有数，一旦生病去看医生，也能为其诊断提供更多、更准确的信息。

医学知识并不高深，我们每个人都可以学习一些，这样就可以更好地把健康掌握在自己的手中。

延伸阅读：舌头的不同部位对应不同的脏腑

舌左侧对应肝，右侧对应胆；舌尖到其中部之间对应心、小肠、肺；舌中间的部分对应脾胃；舌中间到根部的位置对应的是肾、膀胱。

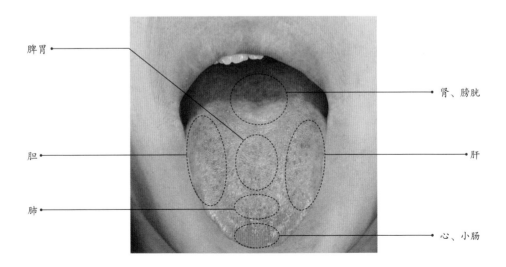

4 希望这本书能帮助大家成为半个舌诊专家

我是怎么开始舌诊研究的呢? 我之前学中医学了很久, 主要研究的是历代医家的经验, 硕士论文写的就是清代名医叶天士。当时我把叶天士的书《临证指南医案》都快翻烂了。那个时候我觉得自己理论水平已经很高, 但是如果要我去开个方子, 效果还是不太好。

硕士毕业以后, 我也跟老中医学习看病、抄方子。当时, 亲戚邻居总来找我咨询, 大家觉得我都学到中医硕士了, 就让我开个方子。可是我开完方子以后, 再见面时, 别人都躲着我绕道走, 我也不好意思去问为什么。我心想: 按我所学的理论推断, 我开的药方应该不会错啊, 五行辩证、相生相克, 很正确啊, 到底怎么回事呢? 之后, 见面我就会问他们: "上次方子怎么样?" 人家就很尴尬, 不知道怎么回答我。直接说没效, 那就是说我学了这么多年等于白学了; 说有效果, 那是说谎。所以人家就说: "还行, 吃了没什么坏处, 但是病没好。" 这令我很难过。

我想: 我的理论知识已经学得够好了, 还看了那么多古书, 为什么看病效果那么差呢? 我很困惑。慢慢地我就发现, 自己的欠缺在于诊断。

诊断好比是火车道的道岔, 铺好了道岔, 火车才能行驶。诊断是分析疾病、保证健康的第一步, 这一步一旦错了, 后边技巧再高也没用。好比你要从上海去北京, 你一上来就奔南边走了, 大方向错了, 你要是坐飞机，一下子就到广州了，中间改都没法改。所以如果诊断不对，你技巧越好，到了后面越容易出问题。你开的药效果越猛、量越大，反而使患者受害越多。

最后，我发现诊断是第一位的，就决定要在诊断上提高水平。于是我就报考了北京中医药大学的诊断学博士，经过努力，终于如愿考上。

选导师的时候，我就在想，该选诊断的哪一部分学习好呢？其实诊断里边两大部分都非常好，一部分是研究"问诊"的部分，专业名叫证候学。研究证候学需要到医院填量表，填症状问卷，要求填得特别详细。证候学学得好的人问诊特别高明，基本上在问了几个问题以后，就可以把病人归类了。

另外一部分，我就觉得舌诊非常好，老中医看病，基本上看舌头都是特别重要的一个步骤，因为舌诊很直观，于是我就报了梁嵘教授的舌诊专业。

读了3年博士，对我影响非常大。在做舌诊的客观化、标准化研究的时候，我们拍舌诊照片的同时，把患者的诊断资料全都拿来，一一对照。病人有什么病，检查、诊断、问诊内容等，这些都要和他的舌头对照。

当时我一边收集数据一边练，我先看舌头，在心中分析患者的体质，然后猜他的问卷上症状描述应该是什么样的，最后再拿着临床资料对照，看是不是这样的，这样反复地练习。学习了3年以后，我对舌象就特别熟悉了。

我电脑里边有3000多张舌头的照片，读博士的时候没事就闲着在宿舍里看。偶然看电视的时候，看歌唱家张嘴唱歌，别人听到的是美妙的歌声，我本能地看人舌头，就开始分析这个歌唱家的体质如何。

对舌象的研究有了一定基础以后，谁来向我咨询健康问题我都会看他的舌头，发现比较典型的我就会记录下来，慢慢整理，就这样越来越有经验。有好多外地的朋友，比如在美国的朋友身体有问题，他不可能飞回来一趟。那怎么办？我让他把舌头拍下来发我邮箱里，分析完舌象后我再问他一些问题，发现跟我的分析都比较吻合。后来我给人调理身体基本上都是先看他的舌头，号脉反倒成了一个辅助的诊断方法。

有的中医是先号脉，号脉以后再看别的，以此来验证号脉的结果。我是先看舌头，然后再号脉验证舌象的结果，包括问诊也是如此。如果什么条件也没有，我单凭舌象也会做出一些判断。我开始慢慢建立起来自己舌诊的优势。

对舌诊了解以后，专业上确实令我受益颇多。现在我在诊断方面基本上很少犯错误了。所以我认为：舌诊学好了，一个中医大夫的临床水平马上就会提高。而作为一名保健工作者，比如从事按摩、推拿，或者其他与健康养生有关工作的人，学会舌诊以后，作用会更大。为什么呢？因为不是专业的医生，诊断的手段并不那么多，也不一定能像医生分析得那样详细，但舌诊就能帮助你更准确地分析客人的身体状态。除了疾病之外，通过舌诊来调整人们的亚健康状态也会更有效。

其实，舌诊的知识每个人都可以自己学习，掌握以后运用到生活中，给自己和身边的人进行健康筛查，这对大家的健康都有很大的好处。

我希望借助这本书，帮助大家成为半个舌诊专家。

第二章

如何在最短时间内
学会舌诊

◎ 在什么条件下观察舌象才准确

◎ 哪几种情况下看舌象没用

吃了有颜色的食物时不要看舌象

晨起不要看舌象

尽量不要在饭后半小时内看舌象

尽量不要在有色灯光下看舌象

吃了某些抗生素、某些化学添加剂后不要看舌象

月经期看舌象要说明情况

◎ 看舌象能看出身体有什么问题

身体虚的时候，舌象、舌头会有变化

通过看舌象，我们可以判断病情是否严重

看舌象还能看出人得的是哪一种病

可以通过舌象判断所用的调理方法对不对

1 在什么条件下观察舌象才准确

舌象需要在一定的条件下观察，否则会出现假象。那么，到底在什么条件下观察才好呢？

我们要有一个观念，就是舌诊没有一个严格的标准，是一个动态观察的过程。这是一个非常重要的理念。

很多人跟我说，罗博士，您先拿一个最标准的舌象图给我们看一下吧，要不学完舌诊我们会迷糊。可是标准的舌象我们很难找到，如果要描述出来，那就是：淡红舌，薄白苔。

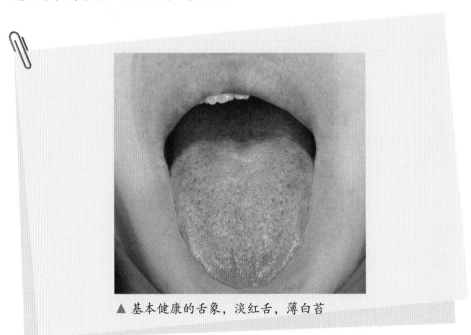

▲ 基本健康的舌象，淡红舌，薄白苔

　　为什么会没有最标准的舌象呢？因为，每个人的舌象是不一样的，有的人胖，舌头就胖一点儿；有的人瘦，舌头就瘦一点儿。每个人的体质不同，我的舌象和你的不一样，但是你不能据此就认为我的舌象是病态的。

　　要记住，我们一定要在动态中观察舌象，掌握自己舌象的变化过程就可以了。这也是我讲舌诊的一个非常重要的理念。比如你的舌苔原来一直很薄，最近突然变厚了，这就是有变化了，这就有诊断意义。

　　随着对舌诊的学习，大家慢慢就知道正常的状态是什么样了。但是要知道，舌诊一定要根据舌象的变化来观察，这很重要。

　　现在，西医也在反思这个问题，我曾经跟西医的一些专家探讨过，比如何健博士，他是在美国搞检验的专家。西医在反思现在通行的检验指标是否存在问题，比如，一刀切式的检验标准适合所有的人吗？那只是一个参考值。现在何博士提出的观点就是要对一个人的身体指标进行动态的观察，比如查验血糖，普通的血糖检验指标只是参考值，更重要的是要与自己以往正常的指标相比。如果你的指标在上升，说明异常；如果你的指标在下降（没有低于正常指标），就没问题。

　　何博士举了个例子，美国以前的国防部部长鲍威尔将军有次在诊断后，医生发现他有两个癌症的指标在上升，但是还没有到诊断为肿瘤的级别——现在美国最权威的医学机构也是看病人的指标是不是在上升，如果是在上升，即使没到警报线，医生也会判断病人身体有问题。后来，医生在鲍威尔将军身上找到了一个小肿瘤，切除后，他就康复了。

　　所以每个病人的基础情况不一样，不能按照一刀切的指标来。何健博士说的这种思路是与中医理论相吻合的，中医一直就是进行动态的观察，讲究随证变化。

　　我为什么要把舌诊教给大家呢？因为你是最有时间观察自己和家人舌象变化情况的，这个变化趋势就能说明问题。舌诊是在动态中观察的，医生很难做到全面观察，毕竟我们也不可能天天都去看医生，反而是靠自己最好。因此，舌诊是特别适合百姓自己观察的健康筛查手段。

2 哪几种情况下看舌象没用

那么，在什么情况下看舌象没用呢？又有什么要注意呢？

（1）吃了有颜色的食物时不要看舌象

我们正常的舌苔是什么颜色的呢？是薄白苔，颜色是淡白的。

颜色是舌诊非常关键的判断指标，一旦舌头的颜色发生变化，就说明身体内也发生了变化，这是有诊断意义的。所以，我们在观察舌象之前，不要喝橘子汁、浓茶、咖啡，吃有颜色的东西等，一定要避免人为地改变其颜色，否则会误导观察者。

有一次我讲完课，一位朋友让我给他看一下舌象。我看了他的舌头说："你的舌苔是黄色的，体内有热。"说完，我又给他把脉，发现他的脉搏也很快，这说明他体内真的有热。于是我想这应该是个热证吧？结果旁边的人说他刚喝完酒，我一听不由恍然，既然他喝了酒，就说明他舌苔的黄色是染上去的，喝完酒，血液循环加快，所以脉搏跳得快。我说："您这是对自己不负责任啊，一旦分析错了会耽误您的！"

所以大家一定要记住，不要在吃了有颜色的食物之后去看中医。

（2）晨起不要看舌象

很多书上写，早上起来看舌象最标准。但根据我的经验，早上起来看舌象是看不准的。

我曾经给一位在美国的女士调理身体，一开始给她调了几次都不见效，我很纳闷，后来一问才知道，她每次都是一大早起来，给我拍个舌头的照片传过来。

其实，早上的舌象都是假象。为什么呢？因为你睡了一夜，早上一起来，血液循环很缓慢，血液还没有充盈。有人可能有这个体验，就是早上刚起来时的脸色跟白天不一样，比较白，因为这时血液不够充盈。再者，有的人晚上睡觉还打鼾，打鼾时张着嘴，空气直接与舌头接触，舌苔里面有很多微生物。在这种情况下，整个微环境就会改变。此外，晚上躺着睡觉，血液循环慢，湿气都会反映出来，所以早上起来观察舌象往往是舌质颜色浅，舌苔会变厚，舌头显得很干燥。而这些都是假象，并不能代表一个人白天的身体状态。**所以不要一早上起来就看舌象，要在白天的时候看。**

（3）尽量不要在饭后半小时内看舌象

因为吃饭时舌头充分地参与了食物的搅拌和咀嚼，血液循环加快，血液就会特别充盈，这时候舌质会变红。

舌头什么时候最忙呢？以我为例，除了讲课就是吃饭的时候了。讲课或吃饭时，舌头在口腔里面不断地搅拌，特别灵活。我想大概没人分析过吃饭的时候自己的舌头是怎么动的，但如果你仔细体会一次，就会发现舌头特别忙，它把食物在口腔内来回地运转翻腾，那是个极其复杂的过程。如果要设计一个计算机程序来描述这个过程，估计编程的人会吃不消的。

另外，饭后舌苔会有所改变。因为舌头在搅拌食物的过程中，舌苔会有磨损，所以吃完饭舌苔会变薄，甚至消失。比如吃了芹菜，因为它的植物纤维非常多，舌苔会有磨损；吃了一些富含淀粉的东西，又会让舌苔形态改变，变得厚腻；喝了1杯牛奶或者豆浆后，舌苔就会变得白腻。

在舌诊时，这些都是假象，因为食物会改变舌象，所以尽量不要在吃完饭半小时之内看中医。

（4）尽量不要在有色灯光下看舌象

如果在屋里开着色灯或者打着冷光灯时看舌象，都会和实际情况有偏差。我不建议刚学舌诊的人在日光灯下看舌象。而有经验的中医师因为舌诊的时间长了经验丰富，看完了舌象后都会在脑袋里校正一下颜色。比如一个人脸色本来挺好的，但是冷光灯一打，脸色就会惨白铁青，这就是偏色了。

如果玻璃有颜色，也会偏色，因为光会在过滤以后进来。比如玻璃是绿色的，你在看舌象时就会发现舌头带点儿淡绿色，所以尽量不要在有色玻璃下看舌象，也尽量不要在朝阳或夕阳下看。如果到阳光底下看舌象，舌头一伸出来，又白又亮，那是假象。

看舌象最标准的环境是在白天背着阳光的地方，我们把这种环境里的光叫间接日光。间接日光里，最标准的是正午的日光，但是不可能非要等到正午再看舌象，这样太费劲了，白天就可以。不过，我们一般拍舌头照片，都选在这种光源下拍，这样会看到最真实的舌象。这种光源下的舌象是我们舌诊的重要依据。

（5）吃了某些抗生素、某些化学添加剂后不要看舌象

在吃某些东西的时候，我们的舌苔会变黑，比如某些抗生素、某些化

学添加剂，这是根据每个人的不同体质决定的，虽然出现的概率不高，但是我们也要知道。我就曾经在一次吃过酸菜后，发现舌苔变黑，这是商家在菜里面加入了某些化学添加剂的缘故。

（6）月经期看舌象要说明情况

有一些特殊的生理阶段，比如女性在月经期时，舌尖会变红，这个我们要清楚，否则我们会得到假象，误以为她有心火，因为舌尖红代表有心火。所以请中医看舌象时一定要说明是不是月经期或月经前后一两天。如果不在这段特殊情况期间，舌尖发红，我们才能判断为有心火。所以，看舌象一定要排除这些特殊的因素。

在把这些特殊情况排除以后，我们就可以观察舌象了。

③ 看舌象能看出身体有什么问题

看舌象能看出身体有什么问题呢？

首先，看舌象可以判断身体正气是否充足①。那么，到底该通过哪些方法来判断呢？舌诊就是其中之一。

（1）身体虚的时候，舌象、舌头会有变化

a. 舌苔消失了

中医认为舌苔为胃气所生，舌苔消失了，有时会代表胃气虚弱。当然，还有其他可能，比如阴虚有热，舌苔也会消失。

b. 舌苔变厚了

说明身体的正气不足，以致痰湿在加重等情况。

c. 舌质的颜色不是淡红色的

如果舌质的颜色不是淡红色的，比如颜色淡白，很可能是血虚的表现，也可能是阳气不足等。

d. 舌头不灵活

如果我们观察到舌体在颤抖，往往是正气虚弱和阴津亏乏、肝风内动。正常人的舌头是很灵活的，有的人把舌头伸出来都很费劲，这说明他

_____

① 中医平时分析人身体的情况，首先要看这个人的正气是否充足。

身体的正气已经缺少，病比较重了。

e. 舌头特别瘦，特别干枯

有的人舌头特别瘦，特别干枯，也说明这个人正气已经非常虚弱了。

当一个人的舌头出现以上这些问题的时候，都说明正气不足、身体有不少问题了。

（2）通过看舌象，我们可以判断病情是否严重

怎么判断呢？看舌苔。邪气是不是强盛，是不是来势凶猛，我们通过舌苔都能看得出来。

比如说一个人体内是否有湿邪，就可以通过舌苔看（一般来讲，湿邪体质是不太好判断的，通过闻、问、切等方法都不好判断，最直观的方法就是看舌头），我基本上一看别人的舌头，就能断定这个人湿气重不重。为什么？因为湿邪直接和舌苔挂钩。当一个人的舌苔又厚又腻，说明湿气重，甚至化成痰了；舌苔干净清爽，说明湿气没有那么重。这个非常明显。

如果一个人的舌体胖大，可能跟湿气相关，因为湿气重了，舌体就会胖大，这从另一个方面反映正气也是不足的。

再比如，体内有热邪、有瘀血等情况，我们通过观察舌质颜色、舌下静脉和舌苔都能看出来。

（3）看舌象还能看出人得的是哪一种病

中医理论中，外感有风、寒、暑、湿、燥、热，这叫"外感六淫"，内伤有痰、湿、瘀血等，我们管它们叫"邪气"。那么，这些邪气怎么区分呢？很大程度上需要靠舌象来帮助分析判断。

邪气的性质一般不好判断，我在没学舌诊之前，就被这个邪气搞糊涂了。怎么才能判断对方是否感染湿邪了呢？有时候我完全没法判断。单凭问诊有时也解决不了问题，比如你问对方："头晕吗？"他说："有时候晕有时候不晕。"再问他："吃完饭胃胀吗？""吃多了就胀，吃少了就不胀。"问他："平时尿黄吗？"他回答："多喝水就不黄，少喝就有点儿黄。"……中医大夫一听完这话，就会感觉有些晕。

那么，怎样去判断病人的湿气重不重呢？如果是看舌象，你根本就不用问他吃得胀不胀，头晕不晕，直接看舌苔就行了。

（4）可以通过舌象判断所用的调理方法对不对

舌诊能看出病情的转归①如何，身体健康状况如何。

怎么判断呢？当我们采取调理措施，比如推拿、按摩、锻炼、中药调理等干预以后，如果舌象变了，说明身体状况真的开始改善了；如果没变，那么这些调理措施可能只是起了表面作用。

比如有的人吃了中药以后，症状都减轻了，觉得很好，但如果一看舌象还没有变化，那基本上就可以判断这个人过些天还会来找大夫。为什么？因为他身体里的问题还存在。这种情况最常见的是肝气不舒的人。肝气不舒的舌象不是一两天形成的，是人长期处于情绪不好的状态下形成的。如果这个人吃了几服中药，睡眠好了，情绪也改善了，但是一看舌象没变，就说明他还需要进行调理。而且，在调理的时候还需要养心，否则舌象是不会变的。

---

① 转归是指病情的转移和发展的意思。

　　舌象是最直观的诊断之道。有的时候舌象变化很快，比如这个人体内有湿气，服用几服祛湿的药以后，舌象明显变化了，舌苔不再胖大了，那大夫心里就有数了，接下来怎么办，是该补脾还是该采取其他措施。所以通过看舌象来确定身体状态还是比较准确的。

　　学了舌诊以后，可以帮助我们了解自己身体的状况，知道如何去调理身体。舌诊的直观性和简便性让我们老百姓很容易掌握这门技术，从而能更好地保护我们自己和家人的身体。

第三章

看舌象主要看舌质和舌苔

◎ 如何看舌质

正常人的舌质和不正常人的舌质是什么样子

舌质颜色朝淡白的方向发展，代表人血虚或体内有寒、阳气不足

舌质颜色变红，说明感染了外来热邪或是体内的热在增加

◎ 如何看舌苔

正常人的舌苔是薄白苔，很薄、很白，边上会露出舌质

刮舌苔对健康不利

舌苔厚了，说明身体湿气重；舌苔过薄，说明胃有问题

◎ 身体有啥问题，舌苔颜色就有相应的变化

得了外感，舌苔的颜色会加深

身体湿气重，舌苔会由薄苔变得黏腻，然后变黄……

身体血液循环好不好，看舌头颜色就知道

1 如何看舌质

看舌象时，我们主要观察两部分，一个是舌质，一个是舌苔，其他部分是大夫观察的内容，我们一般用不到。

中医讲课的时候，一般首先讲要望舌神，也就是看看舌头的神态如何。有人会有疑惑：舌头又不是脸，还有神态啊？其实，舌头的神态就是它的状态，是不是有神指的是舌头是否灵活。当然，看舌神基本上是中医大夫的事，一般人接触不到。为什么呢？因为那些舌头无神的人病情都很危重，普通人是不会这样的。

另外，舌头的伸缩出问题了，就是舌头往外伸都困难，这叫舌萎，这种情况一般发生在中风患者身上。中风患者病危的时候，就会有这种情形。像那种舌头失神了，移动迟缓，连动一动都费劲的情况，普通人一般遇不到。但我们可以通过观察舌象来了解自己和家人朋友的身体状况，再进行调理，所以我们只要学会看舌质和舌苔两部分就行了。

（1）正常人的舌质和不正常人的舌质是什么样子

舌质，又称舌体，即舌的肌肉脉络组织。我们还可以通过舌苔没有覆盖的那部分舌体来观察。

a. 正常人的舌质

我们看舌头边上这一圈，观察这个范围内舌头的颜色。如果身体没问题，我们舌头边的舌质颜色应该是淡红的，又叫淡红舌（舌苔是薄白苔）。

b. 不正常的舌质有两种

第一，舌质朝淡白的方向发展。

舌质的颜色没有那么红润，是淡白的，叫淡白舌，这种情况比较多见。再严重的是枯白舌，但很少见，一般见到枯白舌的时候就表明这个人的身体已经很糟糕了。

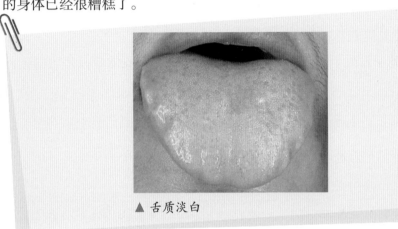

▲ 舌质淡白

第二，舌质是从淡红向红的方向发展。

舌质先是发红，然后会变成绛色（深红）。再往下发展，舌质会变成青紫色，紫色带点儿青色的样子。

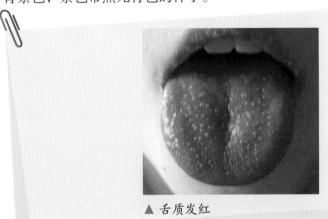

▲ 舌质发红

（2）舌质颜色朝淡白的方向发展，代表人血虚或体内有寒、阳气不足

如果一个人的舌质颜色偏白，说明他血虚，或者体内有寒，而且舌质颜色越白，说明他的体寒越重。

对于寒，大家一定要学会辨证地观察。第一，寒气来自于体外，这叫有余（寒邪有余）；第二，寒气来自于人体内部，表示体内阳气不足。

所以，在排除了血虚的情况后，一个人的舌质颜色偏白有两个判断指标，一个是外界寒邪有余，一个是体内阳气不足。

比如，北方冬天零下30℃，外边寒冷，人易受寒，这时舌头颜色会向白的方向变化——外界寒邪有余。

另一种是自身阳气不足，例如，夏天的时候你去三亚度假，天气很热，别人都短袖短裤，但你即便穿着衬衣，风一吹还觉得凉，这就说明你的肾阳不足，体内有寒。

但无论是外界的寒重还是体内的阳气不足，都说明你处于一种体温偏低的状态。这可能是由很多因素引起的。

人的舌质颜色偏白还可能是外寒和内寒交织在一起导致的，外边寒气盛，身体里边阳气不足，以至于体温降低。举个例子，有的人天天喝冰啤酒、冰饮料，吃冰淇淋，把体内的阳气给遏制住了，这时他的体内湿气很重，阳气不足，如果再吹空调冷风，就会感染寒邪。

所以，一个人身体的寒是由多种因素引起的，外因和内因都有。这两者是互为因果的，外寒会导致体内阳气不足，而体内阳气不足，会使得人体更容易感受外寒。

现在很多人不注意保暖，例如，有的女生冬天穿衣服很不合理，上面穿羽绒服，下面穿皮靴，腿上就穿一双丝袜。我曾经在机场见过一个女孩

子，当时广州冬天的气温是 10℃左右，可她只穿着一条非常单薄的吊带裙，而且裙子很短，冷得直发抖。既然这么冷，她为何要这么穿呢？真是令人不解。

如果你也让自己这样受寒，就会慢慢导致阳气不足，最终身体失调。很多女性有宫寒等情况，都与此相关。

而常年消耗肾气，导致阳气不足的人，更容易感受外寒。比如有的男士熬夜过度，房事不节，导致肾阳不足、夜尿频频、腰膝酸软、手脚冰冷。此时，稍微一感受冷风，别人没有什么问题，他就开始鼻涕连连，身体发冷了。这就是因为他的体内阳气不足，从而引起了外寒入侵。

在这两种情况下，无论是外寒还是阳气不足，舌质的颜色都会向白的颜色发展。

（3）舌质颜色变红，说明感染了外来热邪或是体内的热在增加

舌质的另一个发展方向，是颜色变红。如果你的舌质颜色慢慢变红，继而变成绛色，最后变成紫色，说明你体内的热在增加。这可能是两方面因素造成的。

一方面可能是外界的环境热。比如冬天时，大家的舌质可能是微微发白的，但 6 月份开始进入夏天，舌象就会有变化，人们舌质的颜色就会开始红润起来，说明你的体内气血充盈了。

所以我们观察舌象要对应天气，外边天气炎热，会导致舌象向红的方向发展。但是这种变化是轻微的，我们知道即可，不要认为这是体内的热在增加。

我一直强调，舌诊是个动态的过程，要动态观察，不能说这一种舌象

是标准的，一年四季全这样，早上起来、晚上睡觉都这样，不是这样的。大家一定要有这个认识。

真正来自外界的、会令你内热增加的因素，就是外邪。

什么是外邪？就是温病。比如人得了一种传染病，导致大便干燥、咽喉肿痛、发烧，这就是来自外界的邪气导致的，是热性的。此时人的舌象会往红的方向发展。因为舌质在人体被温热之邪侵入的时候，会明显变红，所以温病学家就采用了舌诊来作为诊断的一个主要手段。

另一方面，体内热的增加，也会让舌象变红。体内的热是怎么来的呢？有两种。一种是自生的实热，比如体内有积食了，尤其是肉食，会化湿生痰，蕴积生热。这种热是实热，是多余出来的，中医管这种情况叫"有余"。此时患者的舌质容易变红，舌苔会变得黄腻，这种热容易和外邪引起的热结合，导致热证更加明显。

另外一种情况就是虚热，比如阴虚导致的虚热。什么是阴？就是体内濡润的、主静的物质，包括津液、血液都是阴，它们主要用来滋润我们身体里面静的这些东西。好比汽车发动机的润滑油，当汽车发动机有了润滑油，运转时生的热就很少，很正常；如果润滑油少了，没有了，发动机就会干转，在此过程中生出大量的热。

人体也是这样，当负责滋润的这些津液、血液充足的时候，人体就不会产生那么多虚热，反之，虚热就产生了。所以中医说"阴虚生内热"。而这种内热也会让人的舌质变红，而且内热越盛，舌质越红。

所以，舌质的颜色从淡白到淡红，再到红，再到绛，再到紫，这个过程意味着什么？意味着人体内热在增加。

所以我们看自己舌头颜色的变化，就可以判断自己体内到底处于什么样的状态，是否失衡？如果体内热盛，我们就要清热；如果体内的阴不足，我们就得滋阴。把润的物质滋补进去以后，虚热就降下来了，舌头颜色就会正常。（体内的阴不足产生的这种热，叫虚热；外界的外邪来侵入的，或者体内瘀血等实邪瘀滞所引起的热叫实热。）

对待虚热和实热，调理的方法会有不同。虚则补之，也就是说不足就要给它滋养，慢慢的身体就会恢复正常。外邪多了，我们把它清除掉就可以了。

但是到底是实热还是虚热，这个地方非常容易搞错，包括好多中医在给病人调理身体时，都要颇费一番思量。为什么？因为实热和虚热有时候会结合在一起，用药就要考虑比例问题了。所以，有的人舌头红，给他吃黄连、连翘、双花解毒清热不起作用，但给他吃生地、沙参、麦冬滋阴等药物，他舌头颜色就正常了，这说明他体内的热是虚热，虚则补之。

有的人是阴虚，舌头是红的，是虚热，但他不懂，觉得自己体内有热，就自作主张地吃诸如牛黄解毒丸来清热，结果没用。此时一用滋阴的药物，他的身体就好了。但有的时候恰恰相反，怎么滋阴都不行，结果一清热就好了，说明他感染的是外边来的热。

内热和虚热往往结合在一起，外边热盛了会消耗体内的津液，那么调治时你就要一边清热，一边加点儿滋阴的药物；热邪少了之后，就再多加点儿滋阴的药物。这个过程是个杠杆，是个双向调节的过程。

2 如何看舌苔

（1）正常人的舌苔是薄白苔，很薄、很白，边上会露出舌质

看舌象时，除了看舌质，我们还要看舌苔。

舌头的构造是很有趣、很复杂的。

在一个舌体上，舌苔铺在舌体的中间，正常是薄白苔；边上的叫舌质，舌质上是半透明的黏膜；在最后的舌根上有几个大的突起，这叫轮廓乳头——因为它是突起的，医学上就命名为乳头，它是舌头的轮廓，前面是整个舌体。这个我们好多人可能都没观察过，所以有的人学舌诊的时候，一看到舌根上有东西就问我："天哪，我舌头上长东西了，怎么办？"我说："这东西每人都有，只不过有的人舌头伸得够长，嘴张得够大，就能看到；有的人嘴张得小点儿，就看不到。"

在舌体上，我们还可以看到很多小红点，里面有着丰富的毛细血管，所以它呈红色。每个人的舌头上都有一些小红点，我们叫蕈（蘑菇）状乳头，它实际上跟味觉相关。

舌苔是什么样的呢？正常的舌苔是白色的、薄薄的，如果在显微镜下观察，会发现它是一丝一丝的，我们称之为丝状乳头。但是，舌苔不光是由丝状乳头构成的，它没有那么简单。

我们知道，舌头跟自然界是息息相关的，它上面有食物的残渣，有

一些微生物，有坏死的细胞（舌体脱落的细胞），所以人的舌头是一个微环境。

（2）刮舌苔对健康不利

有人看到这里会想：舌头上面很脏，把它弄干净多好？但这是不可以的。如果真的给它弄干净了，益生菌会遭到破坏，食物的消化就会出现问题。

大家知道，肠道里面有四百多种细菌跟我们一起生活着，把它们杀灭了是不行的，因为它们参与了食物的分解和消化。

为什么好多孩子抗生素打多了以后，都有脾虚的问题，要么脾阳虚，要么脾阴虚。西医的说法是肠道里边出问题了，也就是消化有问题了。但从中医的角度来看就是孩子脾虚了，面色苍白、没有血色，表明营养吸收不进来。

什么原因呢？抗生素打多了，肠道里面的菌被消灭了，虽然肠道变得所谓干净了，但是消化功能也下降了。而且益生菌被消灭以后，真菌[①]开始生长。真菌是抗生素很难杀灭的，它们会感染肠壁，对肠壁造成破损。并且它们分泌的毒素会窜进血液，随血液循环到大脑，刺激大脑神经，诱发自闭症，所以国外最近发表的论文就说自闭症与过多使用抗生素有关。

我第一次听到这个消息时，大吃一惊，因为我看到好多自闭症的孩子都有脾虚的问题，结果西医的研究居然也说明了这个结果。

我们的身体是一个大环境，每一部分、每个构造、每个微环境都有各

---

① 真菌是种非常顽固的微生物，脚气就是最常见的一种真菌感染。

自的功用，互相制约，互相促进，不可随便更改或拿掉。比如说阑尾，以前我们认为阑尾可以切除，实际上现在有研究说阑尾其实是一个"诺亚方舟"，里面储存了肠道里面几乎所有菌种。当肠道里面的菌被杀灭以后，阑尾里面的菌就开始繁殖，让你的肠道恢复稳定。所以阑尾实际上对肠道起着一个稳定作用，如果把它切了，肠道的自我恢复能力就会减弱。

舌体也是这样，有人说我把舌头搞干净多好看。其实完全没必要，因为它参与了食物的搅拌以及消化过程，尤其是它的微环境，对人的身体来说有可能是非常重要的，甚至可能是人消化食物的第一个阶段。

（3）舌苔厚了，说明身体湿气重；舌苔过薄，说明胃有问题

当我们正气不足、脾胃弱的时候，舌体上的微环境就会改变，舌苔的形态会变化，舌苔从没有到薄白，再到厚，这个过程是说明身体正气是否充足的过程。

舌苔过薄有两种可能，如果舌质发白并且舌苔过薄，说明胃气虚弱；如果舌质又红又没有苔，说明阴虚。但是无论如何，舌苔没有了，说明正气出问题了。可是，舌苔变厚，则说明外邪过多，比如舌苔又厚又腻，说明人体湿气过重了。如果湿气重到一定程度，就会凝结成痰，这是痰湿，会阻碍气血运行，导致身体出现很多问题。本书会在第九章详细讲述痰湿。

所以，舌苔薄厚是一个动态变化的过程。那么舌苔这个东西，到底好还是不好呢？我们总结下来，会发现很有趣，它多了也不行，少了也不行，它反映我们身体的正邪之气：舌苔多了就说明体内邪气盛，舌苔少了就说明体内正气不足。

③ 身体有啥问题，
舌苔颜色就有相应的变化

对于舌苔来说，最基础的颜色就是淡白色。身体出现问题的时候，它的颜色会怎么变呢？

（1）得了外感，舌苔的颜色会加深

当外邪来袭的时候，随着外邪入里化热，舌苔的颜色会加深。会变成什么样呢？会变成淡黄色、黄色，也会变成灰色、焦黑色。这意味着什么呢？意味着在患上外感的时候，体内的热在不断增加，到舌苔焦黑的时候，热就已经很重了。

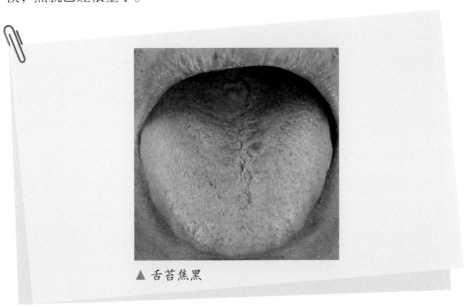

▲ 舌苔焦黑

在古代，甚至在过去的农村，没有那么好的医疗条件，有人得病了就在家硬扛着，扛到最后发高烧，烧到舌苔焦黑。我曾经看过一个清代的医案，一个人舌苔焦黑，然后医生给他清热，热清掉以后，里面生了新的舌苔，旧的舌苔拿下来是个黑壳，可见当时他体内的热邪都严重到什么程度了。

（2）身体湿气重，舌苔会由薄苔变得黏腻，然后变黄……

湿气重的时候，无论是外感之湿邪，还是内生之湿气，舌苔都会发生变化。

湿气重，舌苔会由薄苔变得黏腻，然后变黄，这表明体内开始有湿热了，正向着热的方向发展。如果舌苔变成灰黑色，说明体内这时湿气已经很重了。最后变成黑苔的时候，上面都是唾液，但不是焦黄或者焦黑的，而是很滋润的那种黑，说明湿气越来越重。这种情况一般不多，但是我们也要知道。

总之，舌苔相比舌质来说，变化会更多。舌苔变化特别灵敏，舌质相对比较稳定。

为什么？因为身体的正气一般不会忽然一下就没了，或者忽然一下体内热了，正气都是一点点变化的。但是，有的病人往往会出现一夜之间舌苔突然退去的情况——舌苔突然没了，这说明病人身体状况急转直下了。有的时候舌苔也会突然一下变得满口都是，比如前几天还是大晴天，现在突然雾气蒙蒙，湿气加重，体内阳气不足脾胃虚弱的人，就可能出现这种情况。

（3）身体血液循环好不好，看舌头颜色就知道

在舌诊中，我们还要观察舌头上面的血液充盈情况。当血液充足的时

候，舌头颜色是淡红的；如果血液的流通速度改变了，比如血流特别缓慢，血液供应不上来，会出现舌头颜色淡白的情况。

最明显的是血液瘀阻的时候，舌头会发生特别明显的变化——不管身体哪儿有瘀血，舌头上都会有反应，比如舌下两条静脉的情况会发生改变。另外，观察舌头上毛细血管的状态也很关键。

讲了这么多，那么，我们该怎么学习舌诊呢？在后面的章节中，我将把人的七种体质（基本可分为气虚型、血虚型、瘀血型、阴虚型、阳虚型、痰湿型、气郁型）与舌诊结合起来讲，目的就是让大家知道不同的体质会呈现什么样不同的舌象，以及应该采用什么样不同的调理方法。

第四章

人活一口气：
气虚体质的人如何保养

◎ 养气就是养命

气足的人和气虚的人看上去截然不同

伤气就是伤肾、伤脾

很多孩子爱感冒，根本原因是脾胃功能差

把脾气补足，才能真正补肾

◎ 气虚的人身体有哪些表现

气虚的人一般脸色没光泽，体力差

气虚的人少言懒语，容易神疲乏力

气虚的人怕冷，怕被风吹，很容易感冒

气虚的人吃东西容易腹胀

气虚的人大便不成形

◎ 气虚体质的人舌象是什么样子

舌头上有齿痕的人多半气虚

舌苔铺满舌头，说明体内湿气重

舌苔越厚，说明体内湿气越重

如果舌头上的蕈状乳头偏大，红点集中在舌尖到舌中部，说明体内有湿热

舌头胖大、有齿痕，舌上有两条唾液线，说明体内湿气很重

如果舌苔都浮起，像是能刮掉，说明体内的湿气不严重

舌头中间有裂纹，说明脾胃气虚

气虚的人舌体胖大

没有舌苔，或者舌苔极薄

◎ 气虚体质之人的保养方

......

1 养气就是养命

（1）气足的人和气虚的人看上去截然不同

中医常常说"气"，那么，"气"到底是什么？中医认为，气不仅是一种物质，也是一种功能表现，比如，气足的人和气虚的人看起来是不一样的。以前，外国人一直搞不清楚人活着和死了有什么区别，在他们看来，物质基础全都在呀。我也曾经跟朋友聊过这个问题，人活着和死了差别在哪儿呢？所有器官都在身上，一个也没少，难道就是一个泵的问题吗？

如果是泵的问题，就应该给心脏加压，可为什么给死去的人加了压还动不了呢？到底是什么东西左右了人的生与死？中国人一个字就解决了，就是"气"。人活一口气，气在，人的心脏就会跳动，体内的循环就有生的基础；气不在了，什么都没有了。一个人气足不足，从他的姿态就可以看出来。为什么古人要求人坐的时候，身体要坐正，特别是习武之人要"站如松，坐如钟"，这就是为了养浩然之气。有的人在桌前坐得久了，还有不常锻炼身体的人，一坐都是塌下去的。

有些老中医，一看人说话的状态就知道他气足不足，再看看坐姿就更清楚了。年轻人正是血气方刚的时候，但如果经常熬夜，一坐在椅子上就会歪歪扭扭的。为什么？因为体内的气不能支持他"坐如钟"，他的身体重量要通过不同的曲度，要靠在这儿或者挂在那儿来分担。这就是气不足的表现。

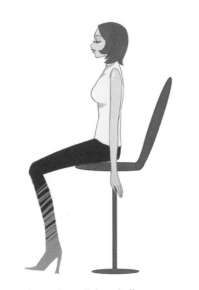
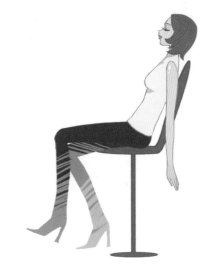

▲ 气足的人"坐如松"　　　　　　　　▲ 气虚的人坐姿歪歪扭扭

（2）伤气就是伤肾、伤脾

气到底从哪儿来的呢？中医认为，一部分是从父母那儿继承来的先天之气（先天之精）；另一部分气来自后天我们吸收的食物精华。先天之气跟后天之气结合，形成肾精，储存在肾里面，这是我们生命的原始物质，肾气就是由它而生发。

中医认为，肾藏命门之火，在五行里面，火生土，土是脾，所以在肾气的熏蒸下，脾气形成了。脾气足了以后，脾就可以运化我们吃进去的食物了，这叫腐熟食物，腐熟水谷精微。打个比喻，我们吃的食物，在命门之火的熏蒸下——就像做饭一样，下边开着火，饭就蒸熟了——腐熟以后就把它消化了。

脾气起什么作用呢？脾是主土的，土克水，所以中医认为"脾主统水"。什么意思呢？水是什么呢？水就是我们喝进去的液体，水进入人体以后，一部分会被身体利用，另外一部分被代谢以后，形成废物，然后通过尿液、汗液排出体外。

如果脾气和肾气足的话，就会把体内该排出去的都排出，该留到体内的留下来。反之，脾气和肾气虚的话，该排的排不出去了，留在体内，一部分变成津液，还有一部分变成了湿邪，成为一种阻碍身体气血运行的物质。

所以，如果脾气虚、肾气虚，人的身体内就会生湿。

身体湿重还和血虚有关。一般女士容易有血虚——血液不足的问题，湿气停留在体内。打一个直观的比方，就相当于把身体里面气血流通的管道给占领了，这时候要一边祛湿一边养血，否则管道里的水湿清除了，但血也没有了，空了，水湿还会再回来。

血虚是怎么发生的呢？实际上，脾虚就会引发血虚。为什么？因为血是从脾吸收的食物营养物质转化来的，如果脾气不足，就无力把食物转化为营养物质，当然血液来源就不足了。

血不足，脾气又不足，进入人体的水湿就被截停在里边，变成水湿。所以我们在除水湿的同时还要养脾养血。

（3）很多孩子爱感冒，根本原因是脾胃功能差

除了脾虚、肾气虚以外，湿邪还跟什么有关呢？还跟肺气虚（肺气不足）有关。

中医认为，土（脾胃）生金（肺），只有脾胃的功能充足了，肺系统的功能才充足；而当脾胃之气不足，呼吸系统、肺系统的功能也随之下降。

所以不少小朋友感冒，总是跟脾胃相关。脾胃一弱，就有积食，于是特别爱感冒。我碰到很多的孩子，往往在猛吃一顿大闸蟹、生日蛋糕等食

物后就发烧了。因为孩子吃这些东西很容易伤到脾胃，脾胃受伤，无力生发肺气，肺系统的抵抗力就差，外邪就容易进来了。

（4）把脾气补足，才能真正补肾

补气最根本的是补肾气，但是补肾气需要有技巧。

我不主张完全去补肾，如果真是肾虚了，我们需要补；肾虚没那么明显的话，我们就要先补脾，当把脾气补足了以后，食物的水谷精微吸收多了，就会一边带动肾气的充足，一边带动肺气的充足。

这种铺满了水湿的舌象，表明脾胃功能出问题了，水湿都滞留在里边了。如何调理呢？只要一边去水湿，一边补脾，很快就能改善。

请大家一定记住：体内有湿，祛湿之后要马上补脾。否则身体的康复是暂时性的，过三五天水湿又回来了。这样湿气累积到一定程度，身体就会变成痰湿体质（有关痰湿体质方面的内容会在本书第九章讲到）。

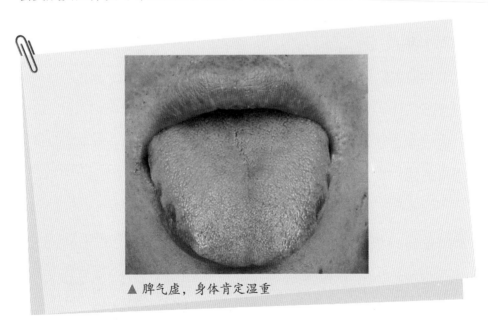

▲ 脾气虚，身体肯定湿重

2 气虚体质的人身体有哪些表现

（1）气虚的人一般脸色没光泽，体力差

气虚的人面色一般白白的、没有光泽，动辄自汗、气喘。而气足的人爬个七八层楼梯没什么大事，气虚的人可能爬到三楼就有点儿喘了，而且心跳很快。

（2）气虚的人少言懒语，容易神疲乏力

气虚的人一般少言懒语、不爱吭声，不像气足的人精神头很足，能很积极地参与活动、发表意见，而气虚的人就是喜欢多一事不如少一事。什么是少言懒语？就是你跟他说话，他都不爱回答，多说两句都累。

气虚的人还容易神疲乏力，总是很疲倦，上街走一圈，别人不累他先累了，另外站没站样，坐没坐样，我们生活中总能看到这样的人。气虚的人站或坐的时候总想找个东西靠着，没精打采。气足的人就完全不是这样。我曾经观察过一位武打明星，真的是"站如松，坐如钟"，说话底气也很足。

（3）气虚的人怕冷，怕被风吹，很容易感冒

气虚的人怕冷，怕被风吹，一凉就受不了，猛打喷嚏，容易感冒，特别是小朋友。有的小朋友感冒刚好，去趟幼儿园回来又打喷嚏了，家人很

着急，怎么又感冒了？其实这就是身体气虚的表现。

总结一下，气虚是肾气、脾气、肺气都不足，其中，肾气是从母亲胎里带来的，充盈程度不一。另外，脾气很关键，一个人往往都是脾气不足才导致肺气不足，所以脾气不足的人很容易感染外邪。

（4）气虚的人吃东西容易腹胀

气虚的人吃东西容易腹胀，因为他的脾不容易运化食物，这些没有被运化的食物滞留在体内就会引起腹胀。

（5）气虚的人大便不成形

气虚的人大便不容易成形，因为气无力固摄住大便，所以大便很容易滑脱。

③ 气虚体质的人舌象是什么样子

(1) 舌头上有齿痕的人多半气虚

气虚体质的人舌头上有齿痕——牙齿印。为什么呢？因为气虚的人体内有很多没有排出体外的湿气，久之，就会引起内脏器官和皮肤的肿胀。但是我们一般看不出来，因为内脏器官的肿胀我们看不到，而且身体面积太大了，皮肤的肿胀一般也不那么明显。但是，肿胀的舌头会一天24小时都压在边上的牙齿上，所以，当我们伸出舌头来，就会在舌边发现好多牙齿印。

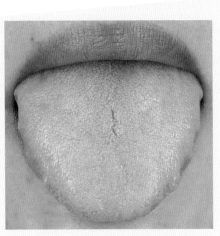

▲ 舌两侧齿痕明显，说明气虚，体内湿气比较重

除了体内有水湿的情况外，还有什么样的人舌边会有齿痕呢？牙齿畸形的人，比如说有几颗牙齿长得不正常，天天压着舌头，那舌头上肯定会有齿痕。

正常人的舌头上是不应该有齿痕的。非牙齿畸形造成的舌边齿痕有这样几个原因：

第一，贪吃寒凉之物或受了外寒。寒凉之物进入你的身体后直接把脾阳给伤了；或者你处在一个寒冷的环境里，受到外寒侵袭，压制了你的阳气。

第二，运动少或不运动。人在运动时，往往浑身发热、流汗，这不仅能祛湿，还是一个刺激阳气生发、提高身体机能的过程。晒太阳的道理也是一样的，但现在大家都怕太阳晒，女性更是视太阳为最大的敌人，觉得自己皮肤被太阳晒黑太难看了……这实在是可惜了。现在大家运动的机会少了，又不晒太阳，排汗越少，湿气困在体内越来越多，齿痕慢慢就出来了，当然各种毛病也就慢慢养出来了。

曾经，我在一家商学院讲课，他们的 EMBA 学员里面有个北京的企业家，他给我讲了他的故事，我觉得很有代表性。

这位企业家当年膀大腰圆，看上去身强体壮，一直认为自己身体没啥毛病，也没有做过任何体检。有一次，他偶然去上海出差，一个开体检机构的朋友让他去做个体检，结果一出来，他吓坏了，原来他的身体指标几乎都是不合格的，有血脂超标、脂肪肝等一大堆问题。于是他忙问医生，该吃什么药，医生说让他去锻炼身体。他问该怎么锻炼呢？医生说需要多走路。他有些不相信："难道我这么严重的情况，走路就能走好吗？"医生告诉他，只要走路，就能走好！

这个企业家开始行动了。从体检医院出来，他没有去机场往北京飞，而是直接步行，踏上了从上海徒步回北京的征途。他说他当时是这么想的，反正身体第一，事业第二，那干脆放下工作，好好解决身体的问题。

于是，他一路徒步走，有下属汇报工作，就在路上答复。这样，用了将近两个月的时间，他从上海徒步走回了北京。

到了北京，他直接走进医院体检，结果是：所有指标全部正常。

听到这故事令我很开心，我对他说，您这个故事，只能说明一个道理：做一件事能否成功，取决于到底有没有决心。有决心者，事竟成。

实际上，身体的很多问题，都是可以通过合适的锻炼解决的。当然，这个企业家的锻炼方式是有缺陷的，他这样突然地高强步行，很可能对关节损伤较大，但是他这种精神，还是值得我们学习的。

（2）舌苔铺满舌头，说明体内湿气重

一般来说，正常的舌苔应该是把舌质露出来的。但是有一种舌苔却把整个舌头给铺满了，一点儿都没把舌质露出来，这在中医上叫舌苔满布，说明人体内水湿很重。

舌苔满布跟舌质淡白这两种舌象很容易混淆。比如，舌质颜色本来是淡红的，但如果舌质很白，白到跟舌苔是一个颜色，感觉就好像是舌苔满布。

舌苔满布跟舌质淡白的区别：

注意，区分的要点在于要看舌苔的颗粒是不是把舌边都铺上了，如果是，那这就是舌苔满布。如果舌头没有被舌苔完全覆盖，而且是淡白的，那说明这个舌象是舌质淡白。

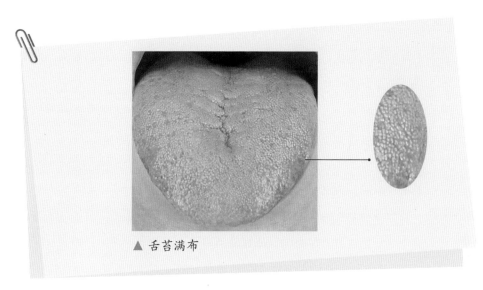

▲ 舌苔满布

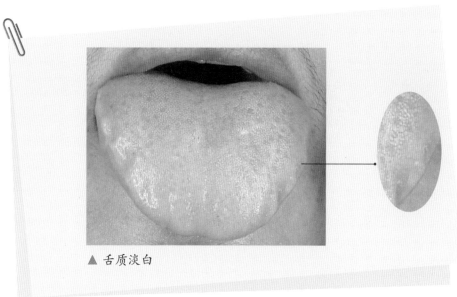

▲ 舌质淡白

　　舌苔满布意味着舌苔过度生长，代表体内湿气很重。比如突然有一天外边雾气很重或者连续下了几天雨，然后舌苔一下铺满了你的舌头，那就说明你的体内湿气很重，该想办法好好除湿了。

身体水湿的形成跟我们睡觉的地方也有关系。如果你经常睡阴面房间，或者在北方生活，或者卧室过大，都会让你体内的水湿加重。

现在生活条件好了，大家的房子越住越大，有的人甚至把房间设计成开放的样式，卧室、客厅、厨房都是敞开式的，但这样对你的身体并不好。

有的电视剧里的皇帝，卧室有大礼堂那么大，中间放一个大床，支一个蚊帐睡觉——那都是假的，没有一个皇帝那么傻。我们去故宫的时候，大家如果留意都会发现，故宫里面皇上睡觉的卧室很小，就是一个小小的屋子。皇帝的生活起居有那么多人照料，这自然不假。但他睡觉的地方小也是有道理的，因为这样他就不需要用自己的阳气来提高房间里空气的温度，所以《吕氏春秋》里说："先王不居大室。"就是因为大的屋子会消耗体内更多的阳气。

我在天津一个公司讲课时，有个女孩大学毕业刚开始工作，每天穿着运动服上班，还带着羽毛球拍，意味着又年轻又爱运动，还没什么社会压力，所以身体很健康。我怎么都挑不出她的毛病，号脉、舌诊、问症——什么毛病都没有，这就是健康的人。这样健康的人在我们的社会上却很少见到。

现代社会健康太难求了。我还在读书的时候，有一天当我看完电脑里几千个舌头照片，突然发现，70%的舌象都显示水湿重。当时我不太相信，我想这能代表所有人的情况吗？

工作后，我天天给别人看舌头，才发现这是真的，而且多数舌象显示水湿重的人都是白领，农民不这样，爱干活的人也不这样。为什么？白领天天坐办公室里，夏天冬天都要开空调，不晒太阳，也不爱运动，经常喝着咖啡、冷饮，吃着反季节的水果……实际上，就是这样的生活习惯导致他们体内的湿气越来越多，体质越来越差。

（3）舌苔越厚，说明体内湿气越重

除了舌苔满布之外，舌苔的厚薄也能说明一个人体内湿的轻重情况。

舌苔薄的时候，即便布满舌头，也说明体内湿气没那么重；舌苔越来越厚，说明湿气越来越重。如果厚到一定程度，湿气会凝结成一种黏稠状的物体，中医叫痰——中医说的痰更多是体内的痰，不一定是咳出来的痰。这个时候，舌苔就会又白又厚。

舌苔薄的时候，我们体内的湿气还比较容易去掉，如果舌苔很厚，去掉湿气的难度就增加了。所以舌苔越厚，我们就越需要重视。

延伸阅读：身体有问题，必须先祛湿

很多时候，我们不知道到底自己体内是寒是热，乍一看可能以为有寒——因为舌头没那么红，但实际上是舌苔把红色给遮盖住了，一旦把体内的湿气去掉，舌头原本的颜色就会露出来。

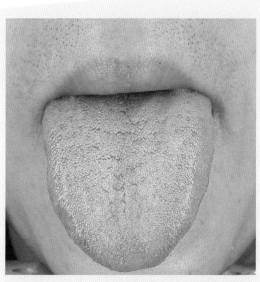

▲ 舌苔满布，湿气掩盖了舌尖的热象

如果舌尖位置稍微有点儿发红，但是颜色又没那么红，其实是因为舌苔把它盖住了，说明这个人体内有热。如果红集中在舌头上的肝胆位置之间，说明这个人肝胆有火，也就是说肝胆有热瘀。

所以我在看病的时候，在给这样的病人祛湿的同时会稍微加一点儿清热的药物，防止他热得太厉害。等到铺得过满的舌苔一去掉，我马上就能看到这个人体内的热有多少，因为这个时候的舌象是真实的。

实际上，我们身体有好多问题都被湿气给蒙蔽了，你完全不知道身体里边出现了什么情况，无法判断自己是气瘀还是血瘀。所以往往身体有问题，祛湿气是第一步，只有把湿气去掉才能解决其他问题。

罗博士特别提醒

舌尖红，女性可能有妇科病，男人可能有前列腺问题

舌头的各个部位对应着人体的不同脏腑，其中，舌尖对应的是心和小肠——中医认为，心与小肠是相表里的。所以，当一个人有心火的时候舌尖会红，当我们看到一个人的舌尖红，首先应该想到的是，这个人是否有心火？有什么事情让他发愁担忧了？

为什么女性来月经的时候舌尖也会红？因为舌尖实际上又对应我们的下焦——生殖系统，所以女性是否患有妇科疾病有的时候也可以通过观察舌尖看出来，下焦有热的女性，她的舌尖也会红红的。同样的，有前列腺疾病的男性舌尖也会红。

（4）如果舌头上的蕈状乳头偏大，红点集中在舌尖到舌中部，说明体内有湿热

舌头上的蕈状乳头就像蘑菇一样，它里边有毛细血管。正常的舌头上的蕈状乳头看上去隐隐有点儿红，不应该太大。

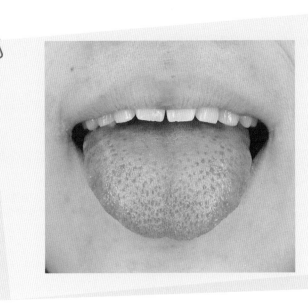

◀ 舌头上的蕈状
乳头偏大，舌尖
到舌中部有红点，
说明体内有湿热

从这张舌象图我们可以看出，虽然这个人体内湿气很重，但体内的热已经掩盖不住了。第一个原因是这个人有些脾虚，因为舌头上有齿痕；第二，舌苔也铺得比较满，而且可以看到有点儿发黄了，舌苔下的红点也已经掩盖不住了，这表明体内有热。

这个舌象的红点集中在上焦，我推荐服用灯心草、竹叶，帮助往下泻泻心火。也要用上莲子心，因为这个时候要把体内的湿气除去。

此时，可以用清朝宫廷里面，御医给后宫嫔妃开的泻火的代茶饮方子。

灯心竹叶汤

配方：淡竹叶 3 克、灯心草 3 克。

用法：泡水，代茶饮，每天 1 服，服用三五天，舌尖的红点变淡即可。

注意，如果在孩子舌头上看到图中这种红点，说明孩子上焦的热很严重，调理时要以清热为主，而不是滋阴的问题。

延伸阅读：舌上有红点、面色发红，是喝白酒过多或各种营养物吃得太多的表现

如果一个人的舌头上有红点——芒刺，非常明显，整个舌头上都有，而且面色也是发红的，这种人往往是饮酒过量，而且喝的一般是白酒，导致体内有热。此外，这种人吃肉比较多，各种营养物也吃得太多了，所以出现了这种情形。

这种热很好祛除，我建议有这种舌象的朋友立刻改变生活方式，不要过度应酬、过度饮酒，可以吃五谷杂粮、清淡的蔬菜，还可以采用轻断食的方式，喝点儿酵素，减少饮食，把自己体内的垃圾去掉，这样就会恢复的。

（5）舌头胖大、有齿痕，舌上有两条唾液线，说明体内湿气很重

如果舌头是圆圆的，稍微有点儿胖大、有点儿齿痕，往往一伸出来就

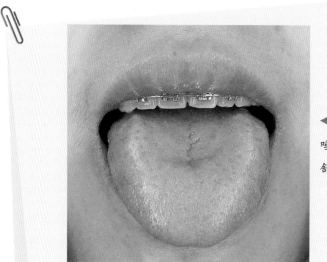

◀舌头圆圆的，有唾液线，是肝气不舒导致体内湿气重

有两条唾液线，说明这个人体内的湿气很重。

这种舌象往往是一个人气瘀的表现，而且是因为肝气不舒导致的气瘀——肝气不舒是指肝气没法在身体里边流通，气机运行不畅，脾被困住，加之脾气又不足，导致水液代谢不能正常，所以这种人体内的水液很多。

这种舌象很少有人讲，是我在积累资料的过程中了解到的。当时，我在研究为什么有的人舌头上会有两条线，发现有文献记载，说这跟人体内的水湿重有关，另外也有文献记载说这跟肝气不舒有关。于是我就找到了一个有这样舌象的人，并对照他的情绪、身体情况进行研究。最后发现他体内的水湿重，这就是肝气不舒导致气瘀引起的。需要注意的是，这种舌苔往往薄薄的，并不厚。

注意，我所讲的这些舌象，不一定都有病，严重了会有病的，不严重就是亚健康状态。这种体质的人每天就是觉得不舒服，浑身没劲，爱发困，出的汗都是黏的，一吃饭就一身汗，往往上半身出汗，下半身没汗，因为中焦——脾胃之气堵着。身体里边就全是痰湿，所以就会出现这种舌象。

罗博士特别提醒

看中医之前尽量别化妆，否则会影响医生判断

很多女孩在看中医前会化妆，往往导致我们看不出来真实的情况，特别是在涂了口红的情况下。

大家一定要记住：在看中医之前尽量别化妆，因为化完妆，医生就无法通过望诊来看出你身体的真实情况了。他看到你嘴唇的颜色是鲜红的，但实际上可能你的嘴唇边上是有点瘀象的，是有变化的，气血运行是有问题的。

（6）如果舌苔都浮起，像是能刮掉，说明体内的湿气不严重

如果舌头看上去又胖又大，上面齿痕明显，说明有些水肿。上面的苔很腻又不均匀，说明这些舌苔是飘着的。中医把舌苔的这种状态叫作"虚浮"，也叫"浮泛"，因为它是没有根的，舌苔都浮起来了，好像一刮就能刮掉的感觉。其实，这种舌象是暂时出现的。比如吃了某种食物，喝了牛奶，都会出现这种情况。对于孩子，暂时的积食也会如此。

如果一个人本来就正气不足，又在短时间内吃多了，就会暂时出现这种舌象。这种没根的湿气稍微用点儿药，一天就能让这样的舌象消失。或者清淡饮食，吃几天粗粮，吃蔬菜，喝点儿萝卜汤，都可以让这样虚浮的舌苔去掉，使脾胃的功能恢复。

（7）舌头中间有裂纹，说明脾胃气虚

如果舌头两边的齿痕不明显，但是舌中间的裂纹非常明显（每个人的

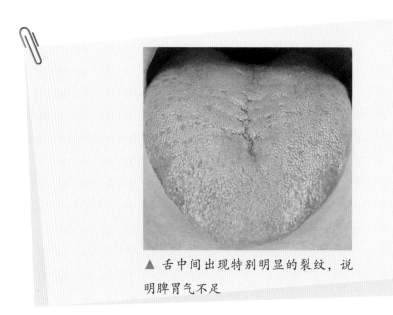

▲ 舌中间出现特别明显的裂纹，说明脾胃气不足

舌中间都有裂纹，但是正常人的裂纹不明显，因为舌苔会把它给补上，只能看到舌中间淡淡的有点儿沟，一般看不到，看到了也不认为那是病）。甚至会分出好多叉，变成各种各样的裂纹。这说明你的脾胃功能差，脾胃气不足，无力生发舌苔把舌中沟弥补上，所以就会出现比较明显的裂纹。

（8）气虚的人舌体胖大

气虚体质的人，舌体往往也会胖大（也有舌体瘦的，但舌头上还是有齿痕，这也是脾气虚的表现）。

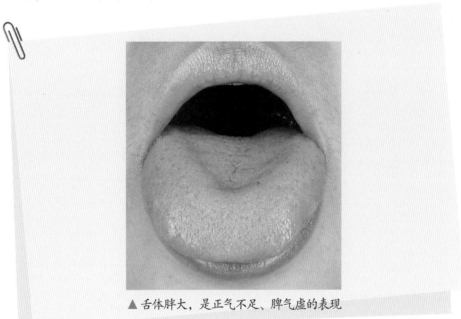

▲ 舌体胖大，是正气不足、脾气虚的表现

（9）没有舌苔，或者舌苔极薄

如果你的舌头上没有舌苔，或者舌苔极薄，整个舌头看上去白白的，这说明你的正气虚，尤其脾胃之气不足。

有这种舌象的人分两种。一种人是患了一场大病之后，脾胃受到影响了，舌苔退去了。这种人首先需要的就是调脾胃，脾胃好了身体才有救。

另外一种人是因为平时饮食不当而把脾胃伤了，这不是大病。我曾经碰到一位男士，舌头一伸出来，光光的没有苔。我问他："怎么胃气这么虚？"他说他天天喝酒，喝大酒。这样下去他的胃能不伤吗？

延伸阅读：舌头伸不出来，不一定是心气不足

有人说舌头伸不出来是因为心气不足，这不一定。因为有的人舌下的系带特别短，一伸出来他的舌尖就被牵回去了，所以他的舌头伸不长。这并不是心气不足，而是天生如此。这种例子我遇到过很多。这种人就学不了某些语言，比如阿拉伯语。

另外，舌系带短的人在看舌象时没法看舌下，因为他舌头无法翘起。

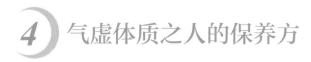 气虚体质之人的保养方

（1）脾胃气虚之人的经典养胃茶

对于伤到胃导致胃气不足的人，当务之急就是生发胃气。就不要喝那么多水了，要喝麦芽茶，喝麦芽茶能生发胃气。

配方：生麦芽30～60克。

用法：泡茶喝。

叮嘱：1. 一定要用生麦芽，有生发胃气的功能。不要用炒麦芽，它是把气往下降的，而生麦芽是把气往上升的。有的老中医碰到舌苔没了的病重患者，除了开药外，一般会嘱咐病人喝麦芽养胃茶，让其赶快生发胃气。一直喝到舌苔生出来了，病就好了。

2. 还可以用生黄芪3克、怀山药6克、生麦芽9克，煮水，代茶饮，坚持喝几周，对胃气的生发也是有好处的。

（2）气虚体质之人的经典除湿方

那么，当一个人脾虚、湿气重的时候，该怎么办呢？可以先去除湿气。但是，一定要记住，湿气去掉以后，马上要补脾。因为脾在中医五行属土，土克水，所以真正能控制水湿的，是脾。

a. 祛湿三仁汤

配方：杏仁6克（后下）、白蔻仁6克（后下）、薏苡仁30克、茯苓

20 克、白术 6～9 克、猪苓（泻脾肾之湿）6～9 克、法半夏 3 克、甘草 6 克。

用法： 1. 方子里的药材标注"后下"的，都是在关火前 5～10 分钟放进锅里的，关火后闷一会儿就可以了。那些没标"后下"的药就可以正常煮，煮 20～30 分钟就行。滤出药汁，然后将药汁分成 2 份，早晚兑入温水泡脚，每次 20 分钟；水温不要太热，水淹过脚面就可以了。

2. 如果这个人阳气不足，我会配桂枝 3 克，如果有热就不加；如果这个人体内有热，我会配点儿竹叶；如果这个人体内有凉，我会配点儿桂枝——桂枝和竹叶这两味药是备用的，要看体内有寒还是有热，根据情况往方子里添加。其他的药性基本平和，都是祛除人体内湿气的。

这个方子从使用的效果来看特别好，如果大家体内的湿气很明显，要用这个方子来泡脚的话，一般用个五六服就可以了。我觉得用这个方子泡脚很舒服，泡完后很快会出一身汗，往往汗有点儿黏，出完汗以后你就会轻松很多。

喝上这个方子一两天，也能很快把你体内的湿气去掉。小孩用这一服药量的三分之一或四分之一就可以。如果大人一次喝这么大半杯的话，喝进去以后身体就会出汗，出汗以后湿气慢慢就会去掉，舌苔会改变。当你把湿气清掉，气血运行快了以后，再锻炼身体，往往比你单纯锻炼身体效果更好。如果你不去痰湿，只是天天锻炼，可能会因为气血凝滞不能正常流通而出问题。

需要提醒大家的是：我主张用这个方子来泡脚。如果舌苔非常厚腻之人，需要口服的，要请当地医生帮助分析体质，然后根据情况具体加减，才会更加妥当。

b. 气虚之人的春夏季除湿食疗方

配方：薏苡仁30克、赤小豆30克。

用法：熬水，放入冰糖，这是1天的量，代茶饮。

叮嘱：这是在夏天使用的，因为薏苡仁和赤小豆都有些凉性，所以适合夏天湿热的时候用；如果是湿热体质的人，在其他季节也可以用的。

c. 气虚之人的秋冬季除湿食疗方

用法：做菜时稍放白蔻仁、砂仁、花椒等辛香调料燥湿暖胃。也可以每晚用十几粒川椒熬水泡脚，燥湿温阳。

叮嘱：在天气冷的时候，最好不用薏苡仁和赤小豆祛湿，而是采用温热的方法。这些辛香的调料，正好在此季节有温阳燥湿的作用。

（3）气虚体质之人的经典补脾方

配方：怀山药90克、薏苡仁150克、芡实30克。

用法：以上药物研成粉末（可以请药店代研），每天1调羹（家庭使用的正常大小调羹，下文同），与小米熬粥。

叮嘱：坚持吃半个月到一个月，对补脾有显著的效果。

（4）气虚体质之人的经典运脾方（平胃散）

配方：苍术、厚朴、陈皮、甘草。

用法：这个方子现在已经有了中成药，叫"平胃丸"，建议您不要专门抓药去熬，直接买中成药并按照药品说明书服用就可以了。

叮嘱：因为这个方子的苍术药性燥烈，因此没有水湿之气或阴虚之人，症见舌红少苔，口苦而渴，或脉数者，都不能服用这个方子。

这个方子具有燥湿运脾、行气和胃之功效。主治湿滞脾胃导致的脾土不运，湿浊困中，胸腹胀满，口淡不渴，不思饮食，或有恶心呕吐，大便溏泻，困倦嗜睡，舌不红，苔厚腻。**现在有的中成药里面没有配上姜和枣，因此在吃之前一定要看说明书，如果没有姜、枣，则在服药的时候，需要自己用几片生姜、几颗大枣，熬水冲服药物。**古人配方都是有讲究的，因为此方为攻邪之方，所以配合姜枣保护脾胃之气。这个思路我们不能给丢掉了。

5 气虚的人不要做以下伤身的事

（1）早起喝凉白开会严重影响阳气的生发

有人说每天早上起床后喝 1 杯凉白开，对身体好。其实这是不对的。早晨，我们体内的阳气开始生发，就像是小火苗一样，到了中午时身体的阳气最旺。所以，早晨的阳气是需要我们来呵护的，只有呵护好了，我们一天的阳气才能足。所以，如果早起你喝 1 杯凉水下去，身体内的小火苗烧不起来了，会严重影响你体内阳气的生发。早起要喝水，一定要喝温水。

（2）喝茶过多，容易加重体内湿气

喝茶的确有很多的好处，能够提神、助消化、抗氧化等。但是，喝茶把身体喝出问题的例子也有很多。我知道有好多企业家讲究健康，现在不吸烟了，改喝茶，而且越喝级别越高。有的企业家还有了茶瘾，最后把自己喝得湿气很重，把脾胃给困住了。所以大家喝茶一定要适量。

（3）冰镇饮料最伤脾胃

最关键也最重要的一点就是不要喝冰饮。冰镇饮料最伤脾胃，会导致消化系统的功能失调或痉挛性收缩，诱发胃炎或肠炎，而且造成身体水湿严重。

关于冷饮对身体的危害，很多人可能也知道，但是没当回事。我在这里呼吁大家一定要重视起来。

（4）补脾金方：补中益气丸、八珍糕

一个人身体如果气虚，最主要的治疗手段是给他补脾。补脾又分为补脾阴和补脾阳。其中，补中益气丸就是补脾阳的，它也有养心安神的作用，但以补中益气的作用更为明显。此外，八珍糕也是比较典型的补中益气的食物。

八珍糕中的成分里，参是补脾阳的，白术、山药、莲子肉、白扁豆（白扁豆有补脾的效果，还可以止泻，如果谁有腹泻的，在药里面加入一点儿白扁豆会好一些。当然，如果你没有腹泻，就可以把白扁豆去掉）是补脾的，薏米、茯苓（中医认为湿气困脾，要想补脾必须把湿气去掉，脾气才能生发出来，所以大量应用茯苓。我们曾经做过统计，把从古代到现代大约五十多万个中医方子都输入电脑，看哪味中药用得最多，结果是茯苓，这说明中医特别注重脾的健康）是去湿气的，芡实是收敛的，补脾又补肾。

八珍糕是明朝时一位叫陈实功的外科学家的方子，他曾说过，很多人创面溃烂总不愈合是因为体内正气不足，只要用八珍糕把正气补足，脾气足了以后气血来源就有了，创面也就容易愈合了。

这个方子明朝的皇子们也用，后来传到清宫里面。清宫御医给皇帝记录的内容是说八珍糕治病百治百灵，效果非常好。后来，御医就把这个方子改进了一下，做成糕点给皇帝吃。此后，乾隆皇帝天天都吃八珍糕——当时，皇宫中的晚饭不像我们现在这样丰盛，皇上到晚上就吃一点儿茶点，弄两块八珍糕随着茶水吃下去，只要肚里有点儿东西就可以睡觉了。这就是皇上的作息，跟我们现在不一样。

乾隆皇帝坚持常年吃八珍糕，这在《清宫档案秘闻》里是有记载的，

如果哪天没了八珍糕，皇帝就会很着急，命令太医速去库里提人参做。据古书记载，乾隆原本吃的是用党参做的八珍糕，大约到了 50 岁时，就把党参换成了人参，一直服用八珍糕到终老。所以，长期食用八珍糕是他长寿的重要原因。

乾隆四十四年，乾隆皇帝命太监胡世杰传旨："叫你们做八珍糕，所用之物人参二钱、茯苓二两、山药二两、扁豆二两、薏米二两（炒）、芡米二两、建莲（肉）二两、粳米面四两、糯米面四两，共为极细加白糖八两，合匀，蒸糕。具系药房碾面，碾得面时，总管肖云鹏、张顺、太监胡世杰、药房总管首领田福、堂官陈世琯看着蒸糕。蒸得时晾凉了，每日随着熬茶时送。记此。"

乾隆皇帝的另一个饮食特点是每天都吃燕窝，在《清宫档案秘闻》里，乾隆的食谱上每天都有燕窝，有时候甚至五个菜都有燕窝，比如早上起来后的冰糖燕窝是必喝的。

现在，一些研究人员在对燕窝做了化学分析以后，说里面其实没有什么营养成分，再加上人们一直呼吁要保护动物，于是大家就不怎么推崇燕窝了。实际上燕窝确实是好东西，吃完以后皮肤的状态会得到改善。

不过，虽然乾隆皇帝每天吃燕窝，但还是吃八珍糕更多，所以乾隆皇帝的脾胃很好，身体一直不错。

第五章

贫血的人老得快：
血虚体质的人如何保养

◎ 会养血的人不易老

为什么会血虚？"吃饱了撑的"

过度思虑也会伤血

女性一生中失血的机会比较多

熬夜最耗血

◎ 血虚体质的人身体有哪些表现

血虚的人短时间蹲下再站起来会头晕

血虚的人所有与神志相关的功能都在退化

血虚的人容易疲劳

血虚的人，外边热身体就热，外边凉身体就凉

◎ 血虚体质的人舌象是什么样子

如果舌边颜色很浅，说明有轻微的血虚

如果舌质的颜色非常浅，甚至有一点儿透明的感觉，就是典型的血虚

◎ 血虚体质之人的保养方

煲汤喝补血效果最好：当归养血鸡汤

千古养血名方：玉灵膏

玉灵膏既能补血，又能安神

1 会养血的人不易老

（1）为什么会血虚？"吃饱了撑的"

现在，血虚的人特别多，尤其是女性里血虚体质的人极多。想知道人为什么会血虚，首先要知道血液是怎么来的。中医认为，血液是脾胃吸收了食物中的营养物质后所化生的。现代人恰恰在脾胃上出的问题特别多，这些问题是怎么产生的呢？"吃饱了撑的"！

五六十年代，人们的脾胃问题是饿出来的，现在的人们不再挨饿了，脾胃的问题基本上是因为饮食过精、过量引起的。《黄帝内经》说"饮食自倍，脾胃乃伤"，意思是你的脾胃只能运化这么多东西，如果吃超出脾胃运化能力的食物，那多余的食物就无法运化，脾胃肯定受损。就跟电脑开了太多的程序容易死机一样。当脾胃被吃坏了，吸收营养物质的功能就出问题了，又怎么能保证血液供应的正常呢？

现在不少孩子的贫血都跟吃得太好、太多有关。曾经，有一个幼儿园请我去给家长做一个讲座，开讲之前，园长说："罗博士，能不能讲讲小儿贫血，园里的好多孩子都贫血。"

我感到奇怪，现在孩子什么吃不到，营养那么丰富全面，怎么会贫血呢？后来看了一些案例才发现，其实大部分孩子的贫血都是吃出来的——吃得太好、太多了，他们的脸色不是红扑扑的，而是惨白惨白的。这就是因为平时给孩子吃得太好，让他常常积食，最终导致脾胃被伤，血液供应出现了问题的结果。

（2）过度思虑也会伤血

血液的去向是哪儿呢？一般来说，我们思考问题的时候消耗的是心血，其实严格来说是心脾之血。**中医认为，"思虑伤脾"，长时间的思虑会导致脾血供应不足，而过度的思虑又会耗伤心血，所以心脾之血都会被损伤掉。**

我有一次去一个单位讲课，经理是位老大姐，她听我说完，觉得太对了，说她就是心思重，昨晚一夜没睡好，在思考问题。我问她："思考什么呢？"她回答："现在我的女儿在读大学，我昨晚上翻来覆去睡不着，想的就是，她万一谈恋爱了，结婚了，婚后生了孩子，这个孩子长大了，将来住房问题怎么解决呢？"

我当时目瞪口呆，不知如何回答。可是，转念一想，我们有多少人，也是这样操心杂事的呢？我们所操心的事情，或者是过去的，或者是不可能到来的，但是，它们占据了我们大脑很大空间，耗伤了我们的心血。

在这种情况下，身体就像一个水池子一样，进水口出现了堵塞，出水口过度排泄了，所以水池的水会减少。这就是为什么越来越多的现代人血虚的原因。

（3）女性一生中失血的机会比较多

这也是一个非常普遍的现象，我在各地讲课的时候，往往会问台下的听众，有血虚症状的朋友请举手，结果，举手的往往都是女性朋友。为什么？因为，女性有特殊的生理结构和生理功能，一生中失血的机会比较多，一般应该及时补养。但是现在很多人没有这个观念，所以血虚的女性很多。

女性是靠血来滋养身体的，血对女性更重要，而气对男性更重要。所以女性如果血不足的话，面色一般又晦暗又苍白，身体也会有各种各样的问题。

罗博士特别提醒

女人一生中最适合补血的时候就是生完孩子以后

女人一生中最适合补血的时候就是生完孩子以后，王孟英在书中就写到"龙眼肉产后尤益"。

福建就有这样的习俗，产妇生完孩子以后炖龙眼肉给她吃；而义乌的习俗是拿黄酒炖点儿红糖给产后的女人喝，也有用红曲酒炖点儿红糖的方子。当然，如果在酒里放点儿龙眼肉，喝了以后养血的效果非常好。

（4）熬夜最耗血

古代人没有电视、没有电脑、没有手机，都是日出而作，日落而息，不知道熬夜是怎么回事。而我们现在呢？熬夜上网，熬夜看球赛，熬夜写计划书……

殊不知熬夜最伤阴耗血，如此一来，用不了多久，人的物质基础就会被耗得越来越少，血虚的情况也就愈加严重。

2 血虚体质的人身体有哪些表现

（1）血虚的人短时间蹲下再站起来会头晕

血虚的人有一个非常容易出现的情况，那就是蹲下 1 分钟，再站起来的时候，会觉得眼前瞬间发黑、头晕，过一会儿才能恢复正常。这就是血虚的表现。很多朋友不相信，认为每个人蹲下再站起来都会头晕，其实，他们这是"不科学"的说法。如果蹲在地上半个小时，突然站起来，可能大多数人会头晕，这是体位性低血压导致的；可如果您蹲 1 分钟，再站起来就头晕，这显然不正常。如果这是正常的，每个人蹲下站起来就会头晕，那我们上小学时做蛙跳动作，眼前也应该是一黑一亮的，可事实并非如此。

（2）血虚的人所有与神智相关的功能都在退化

血虚的人，所有与神智相关的功能全都在退化，比如血虚的人大多会有这些问题出现：第一，记忆力不好；第二，失眠，有的人会多梦，因为血不养心；第三，心力交瘁，总是不愿意思考事情，一想就觉得很累，这也是血不养心造成的。

（3）血虚的人容易疲劳

血虚的人不知道自己得了什么病，去医院检查也没发现什么大问题，但身上就是没劲——每天上班都觉得身体里面像没有筋似的，走路也没劲，总是觉得特别累，浑身疲乏。本来女性应该喜欢逛街的，可是，血虚的女性，只要逛一条街下来，她们就会感觉骨头架子像要散了一样。

而且，血虚的人，疲劳过后容易出现头晕、心悸的情况。

另外，血虚的人与黏膜有关的部分，比如眼睑、嘴唇、指甲等颜色都会很浅，因为体内的血液不够充盈。

血虚的人面色不好，发黄或者苍白。

还有，血虚的人会神疲乏力，这一点跟气虚有点儿像。不同的是，气虚是身体容易疲劳，血虚是神智疲劳，总是不愿意思考事情，没有力气做事。

（4）血虚的人，外边热身体就热，外边凉身体就凉

血虚的人还有一个特别明显的特征，就是当天热的时候，他们的手脚温度正常，一旦温度降低，他们的手脚立刻变得冰凉。

为什么？因为血虚之人的身体特别容易受外界温度的变化影响，外边热身体就热，外边凉身体就凉，这是血液不能供养四肢的表现。

血虚之人，一到冬天就手脚冰凉，夏天一进入空调房间也手脚冰凉，特别怕风、怕冷，冷气一吹就要多披件衣服，冬天的时候要多穿双袜子、多穿条裤子等。有人说身体出现这种情况是因为阳虚，其实不全是。有一部分人是阳虚体质，但是阳虚的人，夏天热的时候，他会觉得舒服一点儿，不会觉得特别热；而血虚的人，一到夏天，他就可能热得受不了。如果你有这种情况，舌象也符合血虚的特征，那基本上就可以认为自己是血虚体质了，这个时候就需要好好养血来改善体质。

3 血虚体质的人舌象是什么样子

（1）如果舌边颜色很浅，说明有轻微的血虚

有些中医看了如图的舌象，可能会把它划为正常的舌象。但在我看来，像这种舌边上颜色很浅的舌象，表明血液还是亏了一点儿，因为舌质的颜色有点半透明的感觉，说明不仅舌黏膜里面毛细血管的血液充盈状态不好，而且舌体内部肌肉的气血充盈状态也差。正常舌象的舌质颜色比这个要红，舌边应该是红润的。此外，这个舌头的颜色偏淡，甚至有点儿偏白，这也是我判断有轻微血虚的依据——舌诊就是要察觉这种细微的差别。

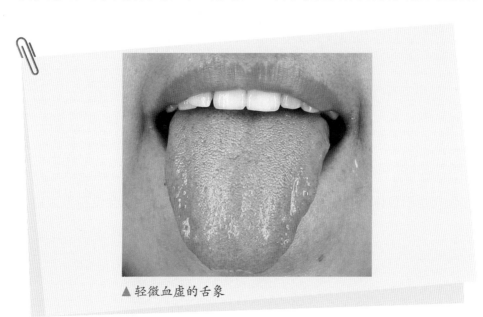

▲ 轻微血虚的舌象

（2）如果舌质的颜色非常浅，甚至有一点儿透明的感觉，就是典型的血虚

如果舌苔并没有把整个舌头铺满，可以看到舌质的颜色非常浅，甚至有一点儿透明的感觉，说明这个人不仅舌黏膜里面毛细血管的血液充盈状态不好，而且舌体内部肌肉的气血充盈状态也是不好的。如图所示就是一个典型的血虚舌象。

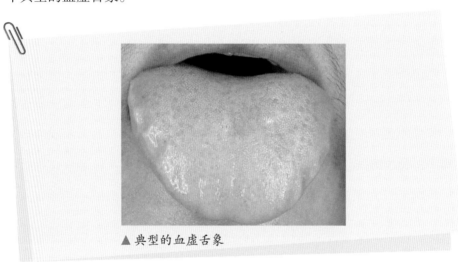

▲ 典型的血虚舌象

4 血虚体质之人的保养方

（1）煲汤喝补血效果最好：当归养血鸡汤

配方：当归6克、川芎3克、枸杞子6克、鸡1只。

用法：先将鸡肉用热水氽一下，撇去血沫，然后将药物与鸡肉放进锅里，加入清水再煲汤。

此汤养血效果很好，特别是对于女性。如果经常服用，血虚的情况可以很快得到改善。

前面讲过，脾胃受伤，不能很好地吸收食物中的营养就会引起血虚；过度劳累、忧虑会耗伤心血；各种失血的情况也可能引起血虚，所以一个人一生中失血的概率比较大。

古代人有很多养血的方法，煲汤喝是其中较为有效、常见的一种。广东是中国古人风俗保留最好的地方，那边的菜市场里就有人专门卖各种草药。他会询问你身体有什么问题，然后告诉你不同的草药有什么效果，接着推荐几样给你，让你买回去煲汤。

很多人说自己有些病在医院治不好，结果去菜市场抓点儿药，自己回家熬汤喝，没几天病就好了。

研究中医历史可以知道，中国的药方最早就是以菜汤的形式出现的。《黄帝内经》里面说："五谷为养，五果为助，五畜为益，五菜为充。"很多人不知道这句话是什么意思，其实看过陶弘景所撰写的《辅行诀》的人应该可以明白。

比如，《辅行诀》里讲的小补脾汤，有桂枝、芍药、甘草，要治病，五菜为充，生姜是一种菜，加进去；五果为助，加一个大枣；然后五谷为养，加饴糖；五畜为益，加上牛肉。

也就是说，每一个药方里要加一种菜、一种肉、一种果、一种谷。

据说商朝的伊尹是发明汤液的老祖宗，《资治通鉴》记载："作汤液本草，明寒热温凉之性，酸苦辛甘咸淡之味，轻清重浊，阴阳升降，走十二经络表里之宜。今医言药性，皆祖伊尹。"说的是伊尹在给商王做菜的时候，往里面配这些药，然后总结得出了一些方子。

所以，中药最早的形态就是以汤液的形式出现的。

广东人喜欢煲汤，几乎天天煲，有时候煲个汤需要 1 天的工夫。这是保留了中国古代最原始的生活形态。现在生活节奏快了，很少有年轻人愿意花工夫去煲汤了。其实，煲汤最滋养身体，古人身体不适了，血亏了，用点儿药材煲汤，滋养一下，就能把身体调养过来。

（2）千古养血名方：玉灵膏

养血最有效的方子是古代名医王孟英创的玉灵膏。

配方： 龙眼肉 300 克、西洋参粉 30 克。

用法： 将原料放在一起蒸，小火蒸 4 个小时，然后放凉。蒸的时间越长，龙眼肉的热性就越小。放凉以后，每天用 1 调羹，开水冲泡服用。

叮嘱： 如果能买到鲜龙眼，可以自己来做龙眼肉。龙眼买来以后，把皮、核去掉，剩下白色的肉，蒸完以后就变成黑红色的了。

这个方子我一直在大力推广，很多人用后都觉得受益匪浅。我觉得女性血虚的情况比较多，特别是很多妇女生完孩子后体质一落千丈，养血的正确方法又太少，而这个方子的确可以帮到大家。

有位女士，严重疲劳，总是没有力气，她自己说做什么事情都是无精打采的，感觉工作都难以胜任了，同时脸色苍白，怕风、怕冷，比别人要多穿衣服，头晕、失眠，总是无法正常入睡，白天又没精神。但是，她去医院，却又检查不出任何疾病，这让她很苦恼。

当她找到我时，问我这是什么病，把我给问住了。

这是什么病？这是一系列症状，如果你把它们当作"病"，失眠是病，可怕风是什么病呢？如果真的把它们当病，并且一个个研究，我相信此生也找不到答案，比如，怕风、怕冷，您去医院挂哪一科？而我们中医考虑的是您的体质如何，是血虚体质就要先养血，这样一来，因为血虚而出现的这些症状就会消失。

所以我当时的回答是："我也不知道您这是什么'病'，我们先用食疗的方法，调理一下体质好吗？"于是，我让这位女士吃玉灵膏，当时她不相信，说："这么简单的东西能有效吗？"我说："试试吧！"

结果，仅仅一周多的时间，就明显见效，她所有的症状都消失了。

（3）玉灵膏既能补血，又能安神

我老家有一位亲戚，60多岁了，面色不好，脾胃也不好，不想吃饭，非常瘦，而且怕冷，甚至连神志都有点儿不正常了。因为晚上睡不好觉，吃东西又没胃口，所以他特别难受，几近崩溃。

他看了很多医生，有一天发现脑垂体上有个瘤，就做了个手术把瘤切了，但之后身体还是极其差，也不知道什么病，吃了不少药都没效果。后来这个人找到了我，我让他拍个舌头的照片传过来，一看舌象，再加上他对其身体症状的描述，判断这是很明显的血虚，于是我就要他服用玉灵膏养血。

玉灵膏治疗血虚引起的心神问题非常有效，因为龙眼肉干的时候是红色的，色赤入心，养心血、安心神的作用特别好。而我们之所以心血被耗伤，就是因为心神活动太多，龙眼肉能安心，让你妄念不那么多。

这个药很神奇，很快就能把你的身体滋养过来，因为血足了，心神有依托了，人就宁静了，所以我们把这一步叫养心血、安心神。比如爱失眠的人，吃完龙眼肉，心神得养，就能睡着觉了，血液耗伤的问题解决了。

我那位精神几近崩溃的亲属吃了玉灵膏以后有什么效果呢？几个月后，他吃饭香了，面色改变了，人也胖了，关键是，他的精神状态完全改变过来了。

实际上，一个食疗方就能把血虚的问题解决。所以，我每次碰到血虚的人，只要用这个方子，一般都能把对方的血虚状态调整过来。

但是，玉灵膏里面还有一个秘密，让我后来对此方的认识有所提升。原来，有个网友发邮件来，说："罗博士，您说这两味药要蒸 4 个小时，可是，王孟英的原文是家里蒸饭的时候，要放在笼屉里蒸，蒸 100 次啊，这 100 次，我思考一定超过您的 4 个小时，所以我一算，蒸 100 次大约需要 40 个小时，于是尝试着蒸了 40 个小时，结果发现，此时龙眼肉不再甜了——在超过 10 个小时的时候，龙眼肉的味道开始变苦，到后来越来越苦，可是药效极好，吃了都不上火，而且立竿见影。我给朋友们吃后，他们都觉得睡眠明显改善了！"

这封邮件让我大吃一惊，我之前推广这个方子，都简化成4个小时，我觉得现代人没有这个耐性蒸几十个小时，结果，确实有人照我说的这样做了，虽然见效，但是部分人会上火。可是，这位朋友说龙眼肉蒸40个小时后，就不再甜了，也不上火，药效极好。于是，我做了尝试，发现果然如此，在蒸过10个小时以后，龙眼肉的甜味就开始减少，然后变苦，而药效却更加有力。网友的实践让我深省，看来，古人写的东西，真的都是经验之谈，最好不轻易改动，其中内容，值得深思并尊重。同时，我也深刻地体会到了"教学相长"这句话的内涵，网友们的实践，也教育了我，提升了我的见识。

罗博士特别提醒

尽量别给孩子吃参类中药，不要让孕妇食用龙眼肉

什么样的人不能吃西洋参呢？孩子别吃。事实上，孩子什么参都尽量别吃，但龙眼肉孩子是可以吃的。

另外，孕妇吃龙眼肉的话就要慎重，因为龙眼肉带点儿热性，如果孕妇体内有热的话，吃龙眼肉就会动胎，所以孕妇尽量不要食用龙眼肉，而一般中医也不会给孕妇开热性药物的。

第六章

血瘀生百病：
瘀血体质的人如何保养

◎ 什么原因会导致身体瘀血

外伤会导致瘀血　　手术会导致瘀血

生气会导致瘀血　　气虚会导致瘀血

受寒会导致瘀血　　"热"也会导致瘀血

◎ 瘀血体质的人身体有哪些表现

记忆力差

身体很多部位会出现瘀斑

经常感觉喉咙干、皮肤干燥、不光洁

皮肤上有血丝

身体有些地方常常疼痛

◎ 瘀血体质的人舌象是什么样子

舌尖有很明显的瘀点，表明瘀血正在形成

如果舌下两条静脉又黑又粗，说明体内的瘀血很严重

如果舌尖偏，体内可能有瘀血

舌质颜色发青、发紫，都可能是瘀血导致的

如果女性的舌头上有瘀血的指征，嘴唇上汗毛很浓，可能有子宫肌瘤、卵巢囊肿

如果舌头发紫、发黑，外边罩了一层白苔，说明湿气把瘀血罩在里面了

◎ 瘀血体质之人的保养方

衰老就是身体瘀血增加的过程

泡脚去瘀血的效果有时候比喝药还好

……

1 什么原因会导致身体瘀血

（1）外伤会导致瘀血

很多时候，我们并不知道外伤也会导致我们体内瘀血，例如，开车出了点儿小擦碰，身体猛地震了一下，当时感觉没什么大问题，就没检查身体，但很有可能自己体内已经形成瘀血了……

人的内脏是由筋膜固定在体内某个位置的，突然遭到拉扯，很容易在体内形成瘀血，而且可能会存在很长时间。所以，我们一定不要掉以轻心。

另外，每个家长特别要对孩子多一些关注，因为小朋友很容易跌倒，有的时候从哪儿跌下来了，家长也不一定知道。实际上，现在有很多孩子的疑难杂症，其中有一部分就是瘀血导致的，可这个问题并没有得到重视。

（2）手术会导致瘀血

做手术导致瘀血的情况也很多，比如现在不少女性生孩子都是剖宫产。生产的过程本身就容易产生瘀血，而剖宫产也会造成伤口创面，形成瘀血，但很多人不清楚，就没有去化瘀。临床上，很多女士生孩子之后过了两三年，体内的瘀血还存在。

（3）生气会导致瘀血

很多人的瘀血都是因为气郁导致的。什么是气郁？气郁就是肝气不舒或者情绪不好，这种情况可能一般人都没想过。比如你前一天很生气，第二天听相声，哈哈一笑，以为没事了，其实瘀血可能已经在体内形成了。

有的人可能有体会，比如在生气的时候吃饭，吃完饭后突然发现胃病犯了。还有，平常稍微生点儿气胃就疼。实际上，爱生气的人，时间长了体内一定会形成瘀血，而且这种瘀血还特别顽固。

有一位老中医，他看过我的节目之后找到我说："我为什么一定要见你？就是要让你见识一下中医的神奇之处。"什么神奇之处？他说，只要人在他身边转一圈，他一看就知道那个人身上哪个地方有问题，然后用手指一捅，那人就会很疼，但平时那人自己意识不到身体这个部位会疼痛。

我们见面那天，中央电视台一个儿童节目的制片人带了两个编导来采访我，结果正好碰到了我俩。当时，制片人对老先生说的很感兴趣，便体验了下老先生的这门绝学……很快老先生就找到了她的疼痛部位，并说跟她某次生气有关。然后，这位女士就回忆起了某天她在机场跟人吵架的事情。老先生问她想通了没有？她说想通了，这么点儿事，真不值得生气。说完后，老先生再揿一下她之前疼痛的部位，已经不疼了。

老先生说他在治疗中，有时要解掉患者身上上百个痛点，一个一个地解，非常辛苦，但是，我听了心中感慨，恐怕我们每次生的气都在身体上造成了郁结啊。身体的瘀血怎么来的？好多都是肝气不舒引起的，这在现代人身上体现得尤其明显。压力大，每天都有很多理由、很多机会生气，长此以往，瘀血不生才怪。

延伸阅读：人体好多穴位跟情绪有关

我曾经为一本英译汉的外版书写序，作者盖理·克雷格（Garry Craig）是斯坦福大学毕业的一个工程师，美国人，中医爱好者。他学了中医，又学了心理学，发现好多穴位跟情绪有关，于是他就开始总结。

在做了几千例研究后，他发现按揉人的某些穴位说心理学术语，可以疏导人的不良情绪。比如，有很多人害怕蜘蛛，如果你按揉一组人的某个穴位，说："虽然我很害怕蜘蛛，但是我依然接受我自己，我还是很完美的。"等类似的心理学疏导术语，这组人害怕的情绪舒缓得很快；而如果另外一组人不按着穴位就直接说心理疏导术语，则往往效果不大。后来，很多医学机构加入到这项研究中来，包括哈佛医学院等顶级研究机构。不少医生也在世界一流学术期刊上发表了论文，证明他们已经把这些能调节情绪的穴位一个个都找出来了。

目前，作者的这种疗法已经被世界卫生组织收录到治疗抑郁症的方法里面去了，全球有几千家诊所正在应用。

这个方法，叫 Emotion Freedom Technique（情绪释放技术），简称 EFT，现在已经风靡全球。这是外国人对中医的发展，但可惜的是，只有针灸理论的发源地——中国对于这个方法还不曾研究，真的令人遗憾。

（4）气虚会导致瘀血

我在第五章讲了什么是气虚，是因为人们肾气不足，或者脾气不足，导致肺气不足，最后人体内整个气都不足了。

什么是气血？气和血的关系是什么？中医学认为，气和血的关系是"气为血之帅，血为气之母"。"气为血之帅"，就是说气是推动血液在我们身体里面运行的；"血为气之母"，就是说血液是气的载体。

如果我们气虚，推动血液循环的力量就弱了，血液在身体里面某些不容易通过的地方、有障碍的地方就会堵住。就像水流通过一个管道时，如果加压很足，水流很顺畅就过去了；但如果管道里弯弯曲曲的地方很多，水流就很容易滞留。所以，气虚是导致人体瘀血的一个原因。现在很多人吃饭不规律，把脾胃给伤掉了，又不锻炼身体，长此以往，导致了气虚，怎么能不瘀血呢？

（5）受寒会导致瘀血

中医认为，血液是液体，得热则行，得寒则凝。什么意思？温度低的时候，你的血液流动变缓，甚至凝住，停留在体内某些特别细小的部位，形成瘀血。

人类在漫长的进化中，早就适应了一年四季的气候变化节律，比如夏天的时候阳气在外，人的皮肤的毛孔打开、开泄，容易出汗。

本来，人的基因和身体构造已经适应这样的气候环境了，但就在近二十年，空调出现了，之后人们一年四季都在遭受冷气。有一年夏天我到广东去讲课，空调凉气开得够足，现场听众冷得受不了，在下边直打哆嗦。

在上海讲课时，为了避免受凉，我无论什么季节去那边，除了冬天要带羽绒服之外，春、夏、秋三个季节是一定要带西装的。因为上海的夏天很多地方都开着空调，不穿西装就得挨冻。夏天人们本来皮肤开泄，气血循环就快点儿，现在皮肤开泄以后一遇冷，气血就凝住了，导致血瘀。

很多女性对寒的危害认识不足，往往为了美丽而穿着暴露，这样在空调冷气重的地方，或者天冷的时候，很容易就受寒，导致体内瘀血。

（6）"热"也会导致瘀血

"热"为什么会导致瘀血？因为"热"会把血液中的液体蒸发，使血液变得黏稠，血液黏稠以后，体内就会出现瘀血。

有这么多原因会导致瘀血，我建议大家想想自己现在的生活中有多少是与其吻合的。

② 瘀血体质的人身体有哪些表现

（1）记忆力差

有的人什么事都记不住，中医把这种情况叫作"善忘"，就是指人容易忘事。为什么呢？因为你的血液循环出现障碍了，血不养心，不能够提供足够的血液来保证思虑这些机能的正常运转。

（2）身体很多部位会出现瘀斑

身体有瘀血的人嘴唇会发黑，脸上会出现一些斑。最明显的瘀斑位置是在眼睛四周，比如出现黑眼圈，而且，这种黑眼圈与没睡好导致的黑眼圈、肾虚导致的黑眼圈不一样。

没睡好、肾虚导致的黑眼圈，整体是暗的、乌青的。瘀血的人，黑眼圈就像是由无数个小黑点、暗斑构成，一圈都是黑的。这都是由气血循环不好引起的。

（3）经常感觉喉咙干、皮肤干燥、不光洁

如果你经常感觉喉咙干，但不口渴，只是想用水润一下喉咙，中医把这种情况叫作"但欲漱，不欲饮"，就是说你总想漱一漱口，但不想喝下去。

此外，体内有瘀血的人还会皮肤干。干到什么程度呢？中医叫作"肌肤甲错"，就是说肌肤干燥得像铠甲一样。例如，有好多人腿上的皮肤不

光洁，像鱼鳞一样。有这样症状的人，往往血液循环不好，血液不能够充分地透过毛细血管供养体表，这样一来，体表缺乏营养滋润，皮肤就会干，就会龟裂。

现在，不少美容院总让大家拿滋养的东西去补水，其实这样补水没有用，因为水是从体内往外滋养的，只有体内水分足了，皮肤才不会干。就好比一盆花，如果不把水浇在根上，反而天天把水往叶子上喷，这样的做法显然适得其反，所以皮肤干要从里面补水来解决。

（4）皮肤上有血丝

有的人，身体的很多部位会出现毛细血管浮到体表的情况。最明显的是在脸上，比如鼻子上，鼻翼两侧看上去就像钞票的细纹一样，王琦老师管它叫"钞票纹"。还有的人腿上有好多浮起的红色或青色的毛细血管，正常情况下毛细血管不应该浮到体表来，这种情况表明局部瘀阻了，是瘀血的表现。

（5）身体有些地方常常疼痛

瘀血的人，身体某些地方常常疼痛，而且总在一个地方疼。很多人白天没什么事，也不疼，但到了晚上就会疼，中医叫作"昼轻夜重"。

有瘀血的人，腹部的反应会比较明显，平躺下来后按肚子会有痛点，有的地方会特别疼。因为腹部的脏器比较娇嫩。这就是中医的腹诊。

如果你的身体与以上这些指征相吻合的话，就要去检查一下自己身体是不是有瘀血了。

注意，我给大家讲舌诊，只是教大家一种监测健康指标的工具，大家可以怀疑自己体内有瘀血，但不要轻易认定自己是瘀血体质，然后自作主张地去化瘀。如果你发现自己有几个指征跟书上说的相吻合，就到附近找个中医，让医生帮你定性。

3 瘀血体质的人舌象是什么样子

（1）舌尖有很明显的瘀点，表明瘀血正在形成

如果舌尖有很明显的瘀点，表明这个人体内的瘀血即将要形成，但还没有形成。

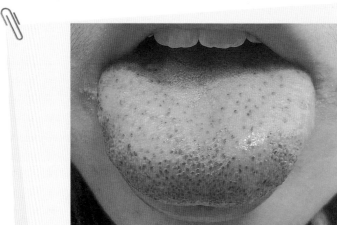

◀舌上有明显瘀点，说明体内已有瘀血

如果你的舌头颜色出现这种黑的点，或者青的点，那就表明你的体内有瘀血。

红点跟瘀斑有什么关系呢？舌头里的毛细血管中血液流动很通畅，所以舌头是红色的。但如果舌头里的毛细血管堵了，血液就会由红变成黑，黑点就是蕈状乳头里面的血液循环不通畅，堵在里面造成的。这表明，这个人体内快形成瘀血了。

如果舌尖和舌头两侧出现很多黑色或青色的瘀斑或瘀点，说明体内瘀血很严重。

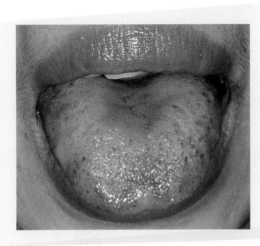

◀ 舌尖和舌两侧出现黑色或青色瘀点，说明体内瘀血很严重

（2）如果舌下两条静脉又黑又粗，说明体内的瘀血很严重

当我们把嘴张开，舔上嘴唇的时候，会看到舌下有两条静脉。正常情况下，这两条静脉应该是淡蓝色的，直径应该不超过2毫米，但如果舌下静脉又黑又粗，向四周分叉，说明这个人体内的瘀血很严重。

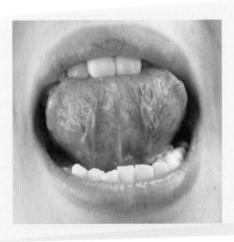

◀ 舌下两条静脉又黑又粗，说明这个人体内的瘀血很严重

（3）如果舌尖偏，体内可能有瘀血

首先，我们要排除一种情况——舌尖天生就是偏的，这属于生理性的情况，这也是我为什么教大家要动态观舌的原因。正常舌头伸出来舌尖应该朝前，如果你舌尖以前是正常的，最近偏了，那才需要注意。如果是像图中的舌象，我们就得警惕起来了。

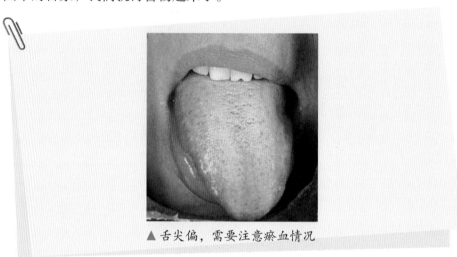

▲舌尖偏，需要注意瘀血情况

除了生理性原因外，一般来说，舌尖往哪侧偏，就说明哪侧头部的血液有堵塞。比如舌尖向左偏，我就会问病人左边头疼不疼，病人往往都是回答疼，舌尖往右侧偏则是右侧头疼。舌尖偏就说明你的健康存在隐患，这个舌象会比身体的问题提前很久出现，所以，很多舌尖偏的人往往现在毫无症状。

曾经，有一个中学同学到北京来找我咨询病情，我看舌象的时候，发现她的舌尖是歪的，我问她："有什么症状没有？"她说："没有，哪都不疼。"我说："你可以用点儿活血化瘀的药，不然的话，将来一侧的脑血管可能会出问题。"她回家以后也没在意，因为身体没有任何反应。

过了 3 年她给我打电话，说："老同学说得太准了，你 3 年前就说我的脑血管会出问题，前两天我恶心、呕吐、眩晕，上医院一检查是腔隙性脑梗死。"这个病虽然不是特别重，但也是脑部血管有堵塞了。她以为是我提前 3 年就号脉号出来了，其实我不是号脉号的，而是当时看到她的舌头偏了，所以下的这个结论。

其实，好的中医提前 3 年的时间看出症状并不罕见，有时甚至能提前更长的时间看出症状关键是，发现症状以后一定要及时治疗才好。

我还遇到过一个特别有意思的个案：我有一个朋友身体一直不错，看他的舌象，也没发现过什么问题。他酷爱打高尔夫，几乎每天都打，过了一段时间他来找我，说身体不舒服。我给他看舌象，发现他的舌尖是偏的，就说："你有一侧经络堵塞。"后来大家一起分析，认为这与他打高尔夫有关，因为打高尔夫总是朝一侧使劲，两侧用力一定不均匀，气血的压力也一定不一样，时间久了，舌尖就有点儿偏了。根据这个情况，我就用药给他化瘀，过后他感觉很舒服。但这只是个案，以后，我也想多观察一下，看看是不是经常从事单侧用力的运动会让人两侧的经络不一样。

注意，老人脑血管堵塞的情况很普遍，所以，一旦发现舌头方向改变了，就要带老人去医院做个检查，因为老人的身体很敏感，脑血管说堵就堵了。

还有，舌尖偏和瘀斑、瘀点、舌下静脉怒张几种情况一般不会一起出现。但只要有一种情况出现，就证明这个人体内有瘀血。如果几种情况合在一起出现，就说明这个人病情很严重了。

（4）舌质颜色发青、发紫，都可能是瘀血导致的

如果体内有瘀血，有一个很明显的特征，就是舌质颜色会发青或者偏

紫，这两种情况，都表明体内可能有瘀血存在。

另外，脾虚的同时，水湿也会重。如果你的舌头上舌苔比较满，里面透露出一点点瘀斑，但不明显，这时，你要是怀疑自己体内有瘀血，可以把舌头抬起来，看舌下静脉有没有瘀血。

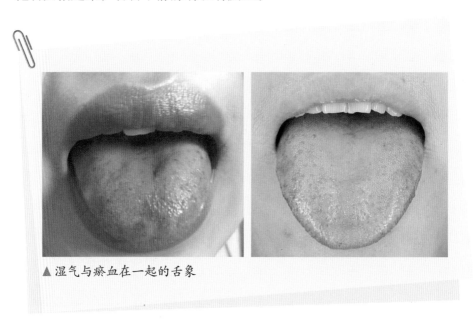

▲ 湿气与瘀血在一起的舌象

（5）如果女性的舌头上有瘀血的指征，嘴唇上汗毛很浓，可能有子宫肌瘤、卵巢囊肿

如果一个女性的舌头有瘀血的指征，而且嘴唇上的汗毛很浓，说明她的内分泌可能会有些问题，要好好检查一下子宫、卵巢，可能会有子宫肌瘤、卵巢囊肿等问题。

如果一个女性的舌头上有很多红点，但现在这个红点变黑了，是因为舌上的血液本来应该充盈，并且流通很好的，但现在堵在里面了，所以红

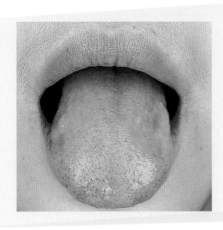

◀女性舌象有瘀血的指征，而且嘴唇上汗毛很浓，内分泌可能有问题

点慢慢变成了黑点。这是一个瘀血形成的过程。此时，要有所警觉。

（6）如果舌头发紫、发黑，外边罩了一层白苔，说明湿气把瘀血罩在里面了

有时候瘀血的舌象会被湿气所掩盖，如果舌头发紫、发黑，外面被一层白苔罩着，就说明湿气把瘀血掩盖住了。这样的舌象是很有迷惑性的，

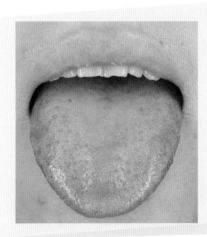

◀舌头发紫、发黑，外面被一层白苔笼罩，是湿气把瘀血掩盖了

要是不知道的话，单纯祛湿气效果就会差一点儿。所以，这个时候要一边祛湿气，一边清热化瘀。

罗博士特别提醒

孕妇的舌象显示有瘀血是正常现象

　　我要提醒一下大家，不要给孕妇看舌象，孕妇的舌象显示有瘀血是正常的。为什么？因为胎儿形成的过程就是气血凝聚的过程，所以孕妇都会有瘀血的指征。千万别在书里学完了，出去给怀了孕的人看，说："你有瘀血，我帮你化掉，给你用点儿活血化瘀的药。"结果很可能就出事了。

---

4 瘀血体质之人的保养方

（1）衰老就是身体瘀血增加的过程

身体有瘀血了，大家也别害怕，不要一天到晚紧张地问是不是会危及生命，不会这样的。大家看完舌象以后，知道身体有问题是好事，就怕你什么都不知道，结果最后出问题了，那就坏了。我们知道问题就马上去解决，中医有那么多方法，总可以解决掉的。

在观察舌象时，有一个现象：年轻人瘀血的舌象很少，但老年人的舌头上全是瘀斑、瘀点。这类瘀血的舌象特别多，这说明什么？我们有大量的数据证明，衰老的过程就是瘀血增加的过程，所以我们只要把自己体内的瘀血化掉，就能够保持年轻的状态。

有瘀血在体内，人的身体总是会有问题的，所以瘀血一定要去掉。就怕大家不知道自己体内有瘀血。现在，很多人连自己体内有没有瘀血都不知道，更不用说化瘀血的方法了。

在前文我已经讲了，导致瘀血的原因是多种多样的，有外伤致瘀、气郁致瘀、气虚致瘀、因寒致瘀、因热致瘀等。所以化掉瘀血的途径也不一样。

比如，患有肾病的血瘀患者，是有湿热进到了肾脏，最后进入到骨髓，我们要给他一边凉血一边化瘀，直到化解他的瘀血为止。

有的人受寒了，老风湿，那就要给他温阳化瘀。有的人是血虚导致的瘀血，可以给他喝桃红四物汤，这是养血的。所以，血瘀的情况有很多种，调理方法各有不同。

根据瘀血在人体内位置的不同，中医还会开出不同的方子，比如脸上有瘀血就用通窍活血汤，这是清代王清任的方子。此外，还有血府逐瘀汤、少腹逐瘀汤等，对于不同位置的血瘀，治疗的方子是不一样的，有的药性是往上走的，也有的药性是往下走的。

（2）泡脚去瘀血的效果有时候比喝药还好

这里，我要告诉大家一个去瘀血的原则。如果你的体内有瘀血，去中医那里开了方子以后，熬药喝是一部分，还要多剩点儿药来泡脚。

我现在给人开方子，绝大多数是让他们去泡脚，因为泡脚的效果比喝药的效果还好，这也是我在给人看病的过程中慢慢发现的。

我经常先给朋友开 5 服药，说："您先口服 5 服，如果没效果，我再给您开 5 服用来泡脚。"

事后很多人跟我反馈："罗老师，前面那 5 服一点儿没见效，后面 5 服见效了。"我碰过很多这样的事。

我一直在琢磨为什么会这样，后来发现，现代人的脾胃功能大多不好，有痰湿在体内，药根本就吸收不了，反而是泡脚这种通过皮肤、经络吸收的方式效果特别好。

为什么用药泡脚的调理方式对有瘀血的人效果很好呢？因为瘀血就是气血、经络堵塞住了，药被直接吸收进经络里面就能起疏通的作用。比如这是一条路，路的一边是个建筑物，另一边是消防队（就是你体内的正气），中间的瘀血相当于石头，把路堵上了。正常情况下，如果建筑物着火了，消防队开车过去就能灭火；但是你体内有了瘀血以后，中间的路就被堵上了，消防车过不去了，就没法灭火了。所以只要我们通过各种各样的化瘀方法，把这个"石头"拿掉了，消防车就能过去发挥作用了。治瘀血就是这么一个原理。

（3）腰腿受寒后的驱除寒湿泡脚方

遇到有人腰腿受寒湿侵袭后引起的膝盖疼痛、腰膝不力这样的情况，我会给他开以下方子。

配方： 熟地6克、当归6克、赤芍6克、川芎6克、伸筋草9克、透骨草9克、桃仁6克、红花6克、桑枝6克、丝瓜络6克、桂枝6克、薏苡仁30克、艾叶3克。

用法： 将上述药物放入水中熬开锅20分钟，将药汁兑入温水，泡脚。每天泡2次，每次泡20分钟，水不可太热，覆盖脚面即可。

丝瓜络、桃仁、红花这三味药是化瘀的，桃仁可化有形之血，红花能散无形之血，那种特别细微的血液瘀阻可以用红花散开。

（4）心脏瘀血最危险，可用三七粉配西洋参粉化瘀

配方： 三七粉、西洋参粉各0.5克。

用法： 每天口服，用白水送下。

心脏有瘀血是很危险的，中国每天大约有1500人因为心脏问题猝死。如果瘀血在身体其他部分，不至于很快产生危害，最怕的是心脏有瘀血。

三七粉化瘀的作用特别好。我曾经在北京电视台《养生堂》栏目讲过三七粉的功效，讲完以后，听说第二天有的同仁堂里三七粉都卖断货了。

曾经有一位老大妈来信说："罗博士,我给你写信是为了让你知道我这样的病例。"那次我在《养生堂》讲三七时提到了民国名医张锡纯的一个观点,就是三七能把我们骨头里面的瘀血都透出来。这位老大妈在电视里看到了,一拍腿:"我就是这个病。"是怎么回事呢?她的腿、膝盖疼了20年,一些医生就给她按风湿治,结果吃了好多药,把胃都吃坏了,腿疼也没治好,特别痛苦。所以,她当时一看完节目,第二天就去药店买了三七粉开始吃,2周以后,她在腿上拔了一下罐,皮肤的颜色就变成青黑色了,然后疼痛的位置往外移动。又过了2周,她腿部皮肤的颜色慢慢恢复了正常,腿也不疼了。这位老大妈的腿好了,我也很开心,那封信到现在我还留着。

三七的作用特别大,它既活血化瘀,也有止血的功效。但是单用三七又会有问题。有的人在服用三七后眼睛干、疼。为什么会有这种情况?因为三七药性是热的,实际上三七的药性跟人参很类似,它又叫"三七参",里面的成分有些跟人参一样,比如人参皂苷①,所以吃了三七参以后,如果有人阴虚或体内有热的话,就会很难受。比如老人阴虚的情况比较多,长期用三七,慢慢就出问题了,伤阴了,导致眼睛又干又疼。遇到这种情况怎么办?我一般用西洋参来制住三七的热,因为西洋参的药性是凉的,同时西洋参又有补气补阴的功效。把气和阴补足了,又化去了体内的瘀血,病人心脏的问题就基本解决了。

如果人从舌象上看只有瘀血的症状,只要用三七配西洋参服用,情况很快就会好转。化瘀血的方法有很多种,但是三七粉配西洋参粉治疗心脏

---

① 人参皂苷是一种固醇类化合物,三萜皂苷,主要存在于人参属药材中。

瘀血，是一个非常好的小方子。

如果病人的舌苔很厚，体内有湿气，而且心脏里又有血瘀，那就要先把湿气去掉。除此之外，还要看心脏的憋闷程度再用药，最好找当地的中医看一下，综合调理。

（5）骨折后的化瘀食方

配方： 三七10克（或三七粉1～3克）、鸡腿骨五六根。

用法： 把鸡腿上的肉剔掉，光剩骨头，当然，也可以稍微带一点点肉，用刀背将鸡腿骨捣裂，然后与三七（粉）一起煲汤，可以放入一点儿盐和佐料。用纱布过滤出汤，每天吃饭时饮用，坚持到骨折恢复为止。

叮嘱： 此方孕妇忌用。

这是我家传的小方子，如果我们有跌打损伤，尤其是骨头受伤了，比如说老年朋友一下不留神滑倒了、骨折了，就可以用这个。因为我们家世代中医，我的外祖父就是中医，他们一直用这个食疗的方子给骨头有损伤的人用。我自己也喝过这个汤，非常好喝，味道是微微带点儿苦，但非常鲜。每天喝这个汤，骨骼愈合的速度会非常地快，骨折的疼痛感也会非常小。我们家亲戚朋友但凡有瘀血或者骨折的来问我的，我一定给这个方子。

曾经有人做过分析，说是三七能够把鸡腿骨中的一些有效成分给溶解出来，更有利于人体吸收。其实里面最起作用，就是三七化瘀的功能。

（6）非常有效的治疗痔疮小方

配方： 地龙50克（中药店购买）。

用法： 用食物粉碎机将地龙打成粉末（或者让药店打成粉末），然后放入锅内翻炒，待微微发黄后闭火。每天温水冲服5克，如能装入胶囊服用更好。连用3天，如改善，用到5天即可。

叮嘱： 此方孕妇忌用。

痔疮是一个很奇怪的病，因为只有人类才有，研究者分析，这和人的直立行走有关，是局部血液循环不畅引起的。痔疮的分类很多，开始时一般是内痔，然后出现外痔，这两者合起来叫混合痔，还有的是肛瘘等，也都被混叫为痔疮，实际上肛瘘是炎症消失后，造成的瘘管，把直肠和外界直接接通了。

西医对痔疮的治疗，一般是用手术的方法，直接切掉。这种方法可以根除痔疮，但是比较痛苦，我去肛肠医院的时候，患者对我说："每次换药都是上刑啊，下辈子都不希望再来一次了。"现在还有一种电切术，用电把痔疮烧掉，虽然是在麻醉下进行，但是患者术后也很痛苦。

而这个方子，如果便血，可以用这样的方法，去药店买中药椿根皮200克，每次用30克熬水，熬出2碗，在熬好后放入红糖1调羹，早晚各喝1碗。这个方子是一位老师提供的，我当时在给中医院学生上课，他在后面听，我讲完了痔疮这个病，下课他就对我说，他以前这个便血很重，什么药都使用了，就是不行，后来别人告诉他用了这个椿根皮，就痊愈了，我后来给一些朋友用，效果还不错，就经常推荐给患者了。

对于单纯的内痔、外痔，甚至是复杂一些的混合痔，这个方法都很有效。当然，如果能够找当地的中医，针对个人的体质，再加上些口服的中药，效果就更好了。地龙中的一些有效成分，可以对血栓等起到消融的作用，所以著名的步长脑心通就是用的这个药。

其实，用地龙治疗痔疮的最好方法是在地龙磨粉后，同其 2 倍体积的瘦猪肉馅搅拌（用多少拌多少），不要放作料，然后包饺子，蒸熟，每次吃 7～10 个，每日 2 次，可以蘸作料吃，味道怪些，但是效果不错。连吃四五天，一般就可以达到收缩痔疮的效果，但是痔疮枯萎后，一般难以完全消失。

这个方法在各地的民间验方中都有，记载得比较多，还有用地龙和猪肉做成丸子服用的，味道虽然也很怪，但同样有效。另外，我还检索到一些医学论文，也提供了相关的数据，有的医生对服用地龙的人进行了临床观察，发现对痔疮的治疗效果很好。

千万要注意的是：直肠癌有的时候也便血，和痔疮很类似，有了这种症状时，一定先要检查，不要把直肠癌当作痔疮治疗了。只有确认是痔疮了，才可以对症调理！

（7）女性瘀血如何调理

a. 月经不畅、不多，在经期服用同仁堂的益母丸

女性的月经量要是不大的话，在月经期间化瘀的效果就会特别好，因为这个时候女性身体里面有一种溶血的机制，要把血排出体外，所以女性在月经期间稍微服用一点儿活血化瘀的药效果很好。

一般要是女性体内有瘀阻，导致月经不畅、不多的话，我会让她在经期服用同仁堂的益母丸。她只要在月经来的时候吃几天，就能把瘀血给化掉，让气血通畅。但是如果女性月经量特别大，那就不能用这个方法。

b. 气血虚弱、体内有瘀血，导致闭经，服用八珍益母丸与益母丸

如果你气血虚弱，体内又有瘀血，这样的女性，很容易闭经。现在很多四十来岁的女性，就已经没有月经了。如果您可以确定此时的闭经不是因为生气导致的，而是气血虚弱引起的，就可以用以下的方法调理。

用法： 平时可以服用同仁堂的中成药八珍益母丸，月经前 3 天停止服用，开始服用益母丸，持续整个月经期，一直到月经结束。月经过后，再服用八珍益母丸养血。按照这个周期往复。

曾经有一位女士才四十来岁，月经就停了，这说明她气血虚弱。我要她平时服八珍益母丸，月经前 3 天开始服益母丸，几个星期后，她的月经就来了，这说明她的气血养足了。

除了肝气不舒导致的瘀血之人要舒肝之后再化瘀以外，一般情况下，气血不足的人都可以这么用。

罗博士特别提醒

"益母丸"有两种，别吃错了

八珍益母丸和益母丸这两个去瘀血的方子人们特别容易搞混。经常出现这样的情况：我让病人去买益母丸，她买的却是八珍益母丸，八珍益母丸是补气补血的，由四物汤加四君子汤就叫八珍，气血双补。

c. 气郁导致的瘀血，单纯化瘀很难见效

前面已经讲过，瘀血的形成有多种原因，我们一定要找到原因，然后对症下药。

气郁致瘀的瘀血，单纯化瘀就很难见效，因为没有解决瘀血的根本问

题。这个时候，要一边舒肝气一边化瘀，效果就特别好。甚至对有甲状腺结节的人来说，我都尽量少化瘀，而是专注舒肝气，这样结节就会散掉。而对乳腺有结节的人，就可以加点儿化瘀的药，但也是在舒肝的基础上去调理。

要知道，甲状腺结节、乳腺结节、子宫肌瘤、卵巢囊肿等问题，全跟肝气不舒相关。我碰到的有关甲状腺结节的病例，基本上全是因为病人情绪不好引起的，通过舒肝气就能慢慢把它散掉。还可以配合艾灸、刮痧等外治的方法调理，效果也是不错的。

第七章

不焦虑，不上火：
阴虚体质的人如何保养

◎ 什么原因会导致人阴虚

熬夜、吃过多辛辣的东西会阴虚

情绪出问题，身体会阴虚

不管什么体质，都要先调好脾胃再说

◎ 阴虚体质的人身体有哪些表现

阴虚的人脾气大，手心脚心发热

阴虚的人通常睡不好、盗汗

阴虚的人大便干燥、尿黄、腰膝酸软

阴虚的人脉搏跳动比较快

阴虚的孩子，嘴唇会很红，有眼袋

阴虚的孩子好动，容易感冒，一感冒嗓子就肿

阴虚的孩子耐性差

◎ 阴虚体质的人舌象是什么样子

阴虚的人有个明显特征：舌头红

舌苔很薄或没有舌苔（萎缩），是阴虚的表现

老人舌头上有很深的裂纹，是阴虚的表现

舌苔分布不均、舌质偏红，绝大多数是阴虚引起的

舌质由红变白，说明从阴虚体质变成了血虚体质

◎ 阴虚体质之人的保养方

调理孩子阴虚的妙方

调理成人阴虚的妙方

肾阴虚，请用六味地黄丸

从饮食上调理阴虚体质

1 什么原因会导致人阴虚

什么是阴虚？阴就是我们体内主濡润、主安静的血液和津液等物质（大致相当于物质基础），阴虚，就是这类物质不足了；而阳是体内那种旺盛的、主热的、主动的、主生发的、功能性的东西，阳虚就是此类物质不足了。

人在阴虚以后会生内热，就是说阴虚的人，体内的热会越来越多。

为什么呢？拿发动机举例，如果发动机运转的部位有润滑油的话，它运转的时候产生的热量就少；如果没有了，运转时就会产生大量的热。这就叫"阴虚则生内热"。

（1）熬夜、吃过多辛辣的东西会阴虚

吃过多辛辣的东西会阴虚，因为辛辣的食物会伤阴。川菜在全国广受欢迎，人们喜欢川菜对味蕾的刺激，但是成天吃麻辣烫、酸辣粉这样的食物，你的身体就会变成阴虚的状态。

还有，熬夜会导致阴虚，那些天天半夜12点以后睡觉的人，慢慢就会变成阴虚体质。为什么呢？津液给耗没了。

（2）情绪出问题，身体会阴虚

我和很多中医朋友们都聊过，一致认为现代人绝大多数的身体问题都是由情绪出问题引起的，大多数病其实都是精神层面的病。

很多时候，我看到大家写的信、说的话、发的微博，就感觉到好多人都活得很郁闷。而郁闷就会直接导致肝气不舒，不舒的肝气就会转化成肝火，伤肝阴，耗津液，耗血液，越耗越厉害，最后耗成阴虚。

肝属木，脾属土，木是克土的，人在郁闷以后，肝气不舒，就会直接过来欺负脾胃。脾胃被克了，就意味着脾胃的功能被削弱了。而脾胃是控制水湿的，如果人的脾胃气虚，功能弱了，体内就会水湿重。同时，由营养化生而来的血也就少了、差了，又会引起血虚。另外，气虚了以后，身体推动血液运行的力量变弱，瘀血就出现了。总之，一系列的问题都跟着来了。什么是情绪问题？像贪、嗔、痴，全都是情绪的问题，是神的层面的问题。贪、嗔、痴出现以后，会导致人的喜、怒、忧、思、悲、恐、惊等情绪过度，出现肝气不舒的情况。**总之，情绪有问题就会让人肝气不舒，肝气不舒就会影响脾胃，伤肾、伤肺……危害是非常大的。**

（3）不管什么体质，都要先调好脾胃再说

我讲课的时候，很多人都问我："为什么这些体质的问题会在我身上重合出现？"我回答，重合出现恰恰说明人体是一个系统。单纯的问题很好解决，但是人的身体很少有单纯的问题，当这些问题重叠出现的时候怎么办？一环一环地解开，核心是调脾胃。

有学者研究了古今五十多万个中医的方子，发现用得最多的药是茯苓，为什么？因为茯苓有祛湿强脾胃的作用，脾胃是人的后天之本，只有养好它，人的身体才不会出问题。如果你控制不住自己的欲望，比如就想吃好吃的，只要有饭局就去，一看到大虾就想吃个够，结果吃多了伤到脾胃，脾胃伤了，血液来源就出问题了，又血虚了。血虚了以后，因为脾胃

伤了，所以气又虚了。然后水湿又来了，痰又来了，痰湿出现了。人身体的各种不良状态就是这么一层一层交缠在一起的。

只有脾胃好了以后，身体的其他症状才有机会改善。脾胃之气足了，血能够得到滋养了，湿气没了，肺气足了，肾气也足了，那么身体就全都恢复了。

但是为什么有时候我们调理脾胃很长时间，脾胃还是没有恢复呢？就是因为我们的情绪始终在作怪，你这边吃着补脾的东西调理，但是你一接电话，一股火上来了，人家又买一栋别墅，我们家存折上只有20万，我们家什么时候能挣1000万？你开始着急上火，晚上觉也睡不着了，心里总是堵得慌。

如果你的情绪是这样的，那吃的调理脾胃的药能起作用吗？郁气很快就会化火，然后你的身体就会越调理越糟糕。

所以，调理身体的关键是脾胃，但是调整的根源是情绪。如果情绪失常，肝气不舒，那怎么调理脾胃也没有用。反之，情绪稳定，心里安静，说实话，你即使不怎么调理脾胃，身体都不会出什么大问题，有问题也会慢慢好转。

② 阴虚体质的人身体有哪些表现

（1）阴虚的人脾气大，手心脚心发热

阴虚的人，身体各部位都可能感觉到热，但这种热不是实的，是虚的热，比如眼睛会觉得特别干，鼻子往外冒火，嘴干，喝热的东西会越喝越烦，本能地想喝凉的东西。阴虚的人还会手心热、脚心热，心里面也觉得烦热，这在中医里叫"五心烦热"。另外，阴虚的人一般脾气都大，很容易心烦。

（2）阴虚的人通常睡不好、盗汗

阴虚的人通常会睡不好、盗汗——就是晚上睡觉出汗，有的人是一睡觉就一身汗，有的人是快睡醒的时候一身汗。

好多孩子也有阴虚这种现象。宋代名医钱乙认为，孩子晚上入睡后，通体出汗就是因为阴虚，要滋阴才行。有这么一个故事：一户人家有三个孩子，晚上入睡后，一个孩子半头汗，一个孩子胸以上有汗，一个孩子汗遍体。因为别的医生开的止汗方子都不起作用，那户人家的大人就把孩子带到钱乙这儿来，钱乙便给他们开了三个方子。钱乙认为，半头汗的孩子，是体内有热，因为头为诸阳经之汇，所以要清热；胸以上出汗的孩子，钱乙认为他脾胃有积食，就给他补脾消食；而遍体出汗的孩子，钱乙

就给他滋阴。结果，三个孩子吃了钱乙的药以后都好了。这个故事充分体现了钱乙儿科的功夫有多深。

（3）阴虚的人大便干燥、尿黄、腰膝酸软

阴虚的人往往会大便干燥、尿黄。长期阴虚的人会腰膝酸软。

（4）阴虚的人脉搏跳动比较快

阴虚的人脉搏跳动比较快，一般来说，成年人的脉搏如果每分钟超过90下，就可能是阴虚体质。但也不是绝对的，我们要动态地观察，比如你以前脉搏每分钟60下，现在每分钟80下了，说明你已经有阴虚的迹象了。如果你以前脉搏每分钟90下，现在100下，那说明你是阴虚体质的可能性比较大。一般情况下，脉搏超过每分钟90下，我们就得警惕了。

（5）阴虚的孩子，嘴唇会很红，有眼袋

孩子如果脾阴不足了，嘴唇会很红。现在阴虚的孩子相当多，我觉得差不多半数以上的孩子都是阴虚体质，具体表现为脾阴不足。

什么原因呢？简单地说，孩子的阴虚体质都是吃肉吃出来的。舌头是脾胃功能的反映，脾阴不足，说明孩子体内有热，所以孩子舌头红，嘴唇也红。因为脾开窍于口，其华在唇。

此外，孩子的眼袋也大。为什么呢？脾对应的位置是下眼睑，脾阴不足了，孩子的下眼袋往往会肿、发红。阴虚的孩子会大便干燥或大便不成形，还会盗汗，晚上在床上翻来覆去睡不着觉。

此外，阴虚的孩子胃口还特别好，但是一吃东西肚子就胀，这是胃强脾弱，也是脾阴不足的表现。

（6）阴虚的孩子好动，容易感冒，一感冒嗓子就肿

脾阴学说是明代名医缪希雍创立的，我在《百家讲坛》就讲过缪希雍的故事。

现在太多的孩子每天吃很多好吃的，结果吃出了脾阴不足。碰到这种孩子，调理时我常常很头疼。

脾阴不足的孩子，往往好动，因为他们体内的热太多了，所以控制不住自己。这种孩子还有一个特点，风一吹就感冒，一感冒嗓子就肿。为什么？因为脾受伤了，脾虚；食滞在这里面，又阴虚，所以会化生出热，热又全往上返，结果一感冒嗓子就肿了。

所以，但凡一感冒嗓子就肿的孩子，基本可以判断一定是吃肉吃多了。怎么办呢？少吃肉，多吃青菜！很多家长总担心孩子营养不够，其实现在的孩子营养都过剩了。而给孩子多吃青菜，少吃肉，只要坚持半年，孩子的阴虚体质就会得到改善。

（7）阴虚的孩子耐性差

阴虚体质甚至可能改变孩子的性情，因为阴虚的孩子容易心烦，往往没有耐性坐下来，没有耐性看书，没有耐性坚持去做一件事，很难养成一种良好的习惯。这个性情上的改变是对孩子最大的危害。所以我一直强调家长要重视孩子的阴虚体质，但是很多家长直到现在都没有意识到问题的严重性。

有些孩子的阴虚体质是怎么来的呢？是在幼儿园吃出来的，因为家长很关心孩子在幼儿园吃的那顿饭好不好，所以，幼儿园的伙食里会加各种各样的肉食，例如鸡腿、鸭肉、鱼、虾、猪肉等。实际上这样的饮食是有

问题的，但家长又没法让学校只给孩子吃清淡的食物。所以，这是一个很矛盾的问题。但幼儿园应该有这个意识，现在的饮食并不是吃肉多就是好事。大家如果真的是想让孩子做贵族的话，我觉得就要让他在食物上做贵族，合理地控制孩子的饮食。这种投入是值得的，因为人如其食，你的身体就是由你所吃的食物构成的。

③ 阴虚体质的人舌象是什么样子

（1）阴虚的人有个明显特征：舌头红

如果一个人没有得外感，但是舌头上苔薄或没有苔，颜色是红的。中医管这种舌象叫舌红苔薄，有这种舌象的人基本可以断定是阴虚体质。

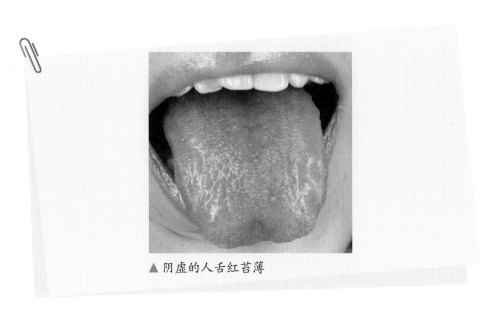

▲ 阴虚的人舌红苔薄

现在湿气重的人太多了，如果一个人体内阴虚又有湿气会怎么样呢？舌头是红的，但是上面有苔，舌苔会把下面的红给盖住。

大家要知道，现在很多人都是几种体质复合在一起的，有的人舌红，但是苔并不薄，这是阴虚被水湿掩盖的一种表现。

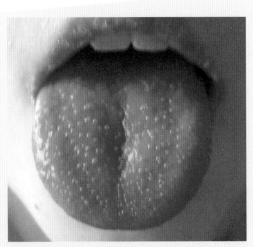

▲ 阴虚的人，舌苔有时候没有图中那么薄，因为它可能正在转化

（2）舌苔很薄或没有舌苔（萎缩），是阴虚的表现

舌苔为什么会萎缩呢？因为当你阴虚的时候，体内会有热，而舌苔里面有各种各样的微生物，当你体内的津液被耗伤了，微生物的生存环境也被破坏了，舌苔就会萎缩，这个时候舌苔会很薄，甚至没有苔。

（3）老人舌头上有很深的裂纹，是阴虚的表现

什么样的人阴虚的情况比较多？我的经验是，老人阴虚比较多。为什么？因为人随着年龄的增长，津液消耗比较多，到老年时，津液已经不多了，结果就形成了阴虚体质。

从舌象上看，老年人的舌头很红，上面有很多裂纹，都很深，而且一吃辣的东西，舌头就有不适感，这都是阴虚的表现。

（4）舌苔分布不均、舌质偏红，绝大多数是阴虚引起的

还有很多人是地图舌，就是舌头上莫名其妙地掉了几块苔，露出红色的舌质，这种舌象绝大多数是阴虚导致的。

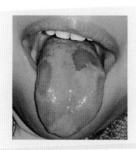

◀舌头上掉了几块苔，露出红色舌质，这就是地图舌

（5）舌质由红变白，说明从阴虚体质变成了血虚体质

在我的经验中，碰到过的绝大多数人都是由阴虚体质向血虚体质转化的。阴虚和血虚是互相累及、互相牵扯、互相发展的，阴虚严重就会血虚。实际上，真正阴虚体质的人比较少。为什么呢？很多人曾经是阴虚体质，但是后来都转化为血虚体质了。

这样的人，舌头上有什么表现呢？舌头一开始是红的，慢慢就变成淡白色的了，因为里面的血液在慢慢减少（舌头红是以血液充盈为条件的，如果体内血不足，舌头怎么会红呢）。

如果你曾经出现眼睛干、手干、手心热等问题，舌象也是上述情况，那就要好好养养血。慢慢你会发现，舌头红了，舌苔也出来了。

当然，也有不少血虚体质的人，原本舌头淡白，不知道什么原因，舌头渐渐变得有点儿红了，这说明他的血虚体质向阴虚体质转化了。

4 阴虚体质之人的保养方

（1）调理孩子阴虚的妙方

> **配方：** 生地6克、薏苡仁9克、石斛6克、沙参6克、麦冬6克、山药6克、莲子肉6克。
>
> **用法：** 熬水40分钟，每天喝2小杯。
>
> **叮嘱：** 这药是甜的，味道很好，滋阴的效果非常棒。如果孩子有阴虚症状，喝一喝就能够调养过来。我碰到过那种反复感冒的孩子，一用这个方子，身体马上就改善了。

需要注意的是，一般情况下，这个药给孩子喝五六天就可以了，过一段时间如果他还有阴虚的症状，那就再喝1周。另外，也可以把莲藕、荸荠、白梨或雪梨熬成水，让孩子当饮料喝，滋阴的效果也不错。

（2）调理成人阴虚的妙方

> **配方：** 生地9克、沙参9克、麦冬9克、枸杞子9克、石斛6克、当归3克、猪龙骨（猪脊椎骨）1节。
>
> **用法：** 煲汤服用，每天喝2次，喝1周即可。

（3）肾阴虚，请用六味地黄丸

六味地黄丸是钱乙创的方子，方子里的药一共有六味，它们分别是熟地、山药、山萸肉、茯苓、丹皮、泽泻。此方中的熟地是入肾经的，滋阴补血、益肾添精，这对肾经的正常运转是十分重要的；山萸肉直接补益肝经，同时还兼入心经、肾经；山药对脾经进行了及时的补给，而且兼入肺经；丹皮，又叫牡丹皮，它直入肝经血分，清除肝火；茯苓是泻水健脾的能手，可以将脾经的水湿泄去；泽泻是用来泻肾经的水湿。此方三补三泻，三位主将进入肝、脾、肾三经，同时派了三位助手进入这三经泻去邪气。这种治疗思路是严密的，否则如果一味进补则会导致有邪气的脏器的功能异常。所以说，六味地黄丸是补肝脾肾的。

那么，究竟是出现了什么样的症状才可以使用六味地黄丸呢？主要是在肾阴虚的时候服用效果最好。

首先，舌头的状态是舌质红、舌苔薄，注意舌苔厚的人说明体内有痰湿，是不能用六味地黄丸的，要先清掉痰湿。

然后是脉搏，您可以和以前自己的脉搏比较，如果最近跳得更快，则可能是有肾阴虚的症状了。如果脉搏跳动得更缓慢，那是绝对不需要服用的。

最后，再看症状，如果在舌红苔薄脉细数的同时，出现以下症状，就可以服用六味地黄丸了。

腰膝酸软。这是因为肾的位置就在腰部，腰是肾的宅邸。如果肾阴虚，则会导致腰部感觉不正常。

头晕眼花。这是因为气虚不足，虚火上攻的缘故。这种感觉是眼睛干干的、很涩，见到风还容易出眼泪。

耳鸣耳聋。这种耳鸣是一种长时间的、声音很小的那种耳鸣，和您感冒发烧时的那种轰轰的耳鸣不同，相信您自己一体会就明白了。

盗汗自汗。自汗就是身上总是出虚汗，稍微一动就是一身。这里尤其需要注意的是，如果晚上睡觉时出汗，那就说明阴虚得非常厉害了，有的人被褥都会湿的。但是需要加以区别的是在夏天的桑拿天，无论是谁睡觉都会出汗的，这个不要包括在内。

以上是通常的诊断标准，还有几类人群，我也推荐他们吃六味地黄丸来料理身体。

经常熬夜的人。中医认为夜属阴，如果您在夜里不休息，一直在活动，那么您消耗的是阴气，也就是说消耗的是您的物质基础，这会引起您身体的各种反应。现在很多研究者把目光投向了上夜班的人群，研究发现，他们所患的一些职业病是非常有规律的，比如夜班人群的脂肪肝发病率远远高于正常人群。大家很不理解这是为什么，其实这就是身体在进行自我补偿而已。所以，熬夜的人注意了，如果您感觉到了有前面我论述过的那些诊断指征，那就可以服用六味地黄丸来进行调理了。它可以慢慢调整您身体的失调，使身体向正常的方向变化。

用脑过度的人。现在工作、学习的节奏太快了，出现了很多在短时间内过度用脑的情况，比如学习，有的时候要求您3天写一篇论文；又比如工作任务，可能要求您在很短的时间内进行高强度的思考；又比如打电子游戏，这种事情要求大脑反应很快等。这些事情也需要消耗大量的物质基础，长此以往，则人身体的状态就会改变。

房事过度人群。如果长期房事过度，那对身体的影响也是长期的，会引起一些身体上的失调。这时如果能够坚持服用一段时间的六味地黄丸，它的作用是长期的、缓慢的，就可以减缓身体的损伤程度。但是要记住，它只能起到补充物质基础的作用，物质和功能是两回事，它并不能起到壮阳的作用，不要错误地理解了它的作用。

还有一种情况，就是青春期或者刚过青春期的人，脸上的粉刺很多，尤其是女孩子，很痛苦。实际上这就是一种肾阴不足、虚火上炎的表现。正常人体内的阴阳是应该平衡的，可是如果阴不足的话，就会导致阳过分地增长（当然，也有的情况是阳过分地增长，导致阴跟不上其脚步，显得相对地不足了），在这种情况下，就会在体表出现一些相应的表现，粉刺就是其中的一种。这部分人在服用六味地黄丸的同时也可以用野菊花、枇杷叶各 10 克泡水代替茶喝，这样可以更快地解决问题。

那么，什么人不适合服用六味地黄丸呢？

体内有湿热的人。这种人舌苔厚，舌苔黄腻（不是在吸烟和饮橙汁后），胃肠里面胀闷，大便不成形。

阳虚的人。所有的肾阳虚都是在肾阴虚的基础上形成的，但此时不要马上补阴，阳虚的诊断指征是舌质颜色淡，脉搏跳动多数是缓慢的，下肢发凉、怕冷，尿是清长的。这部分人要先补阳，再补阴，或者两者同时进行（金匮肾气丸就是这个作用）。

脾胃功能弱的人。传统中医认为，六味地黄丸中的主药熟地有滞腻的性质，所以长时间服用会导致脾胃不振，所以要慎重服用。我给大家提供一个方法，可以用砂仁 1 个，捣碎，泡开水，用这个水来冲服六味地黄丸。这样砂仁的芳香之气可以振奋脾胃，就化解掉了熟地的滞腻之性，同时砂仁还可以引药气归肾经，一举两得。当然，最好的办法是到附近的中医那里，请他给自己诊脉，看看是否适合服用六味地黄丸进行调养。

（4）从饮食上调理阴虚体质

凡阴虚体质者，宜多吃些清补类食物。宜食甘凉滋润、生津养阴的食品，宜吃新鲜蔬菜和滋润类的水果。忌吃辛辣刺激性食品，忌吃温热香燥食品，忌吃煎炸爆炒的食物，忌吃性热上火食物，忌吃脂肪含量过高的食物。

下面推荐几款阴虚体质之人宜常吃的食物。

鸭肉：能滋阴养胃。《本草汇》说它"滋阴除蒸"。清代名医王孟英在《随息居饮食谱》中说鸭肉："滋五脏之阴，清虚劳之热，养胃生津。"民间也认为鸭是最理想的清补之物，阴虚体质宜食之。我翻看乾隆皇帝的用膳记录，发现乾隆的膳食里，用鸭肉做的菜特别多，几乎每天都有。他活到了89岁，是古代皇帝里面最长寿的，注重饮食调养，应该是一个重要的因素。

猪肉（皮）：猪肉有滋阴和润燥的作用。清代名医王孟英曾看到铁匠打铁，燥热异常，但是身体都平安无事。问其缘故，铁匠说他们都喝瘦猪肉熬的汤，所以王孟英有所领悟。后来他总结出猪肉滋阴的特点，他说："猪肉补肾液，充胃汁，滋肝阴，润肌肤，止消渴。"《本草备要》："猪肉，其味隽永，食之润肠胃，生津液，泽皮肤。"所以适宜阴虚体质者。食用猪皮效果更好。张仲景曾创立猪肤汤以利咽润燥，就是这个思路。

鸡蛋：不仅能益气养血，而且无论鸡蛋白还是鸡蛋黄，均有滋阴润燥的作用。过去有的滋阴的中药方子，会在熬好以后，打入1个鸡蛋，搅拌，中医认为鸡子黄（鸡蛋黄）有滋阴的作用。

梨：有生津、润燥、清热的作用，对肺阴虚或热病后阴伤者最宜。

《本草通玄》："熟者滋五脏之阴。"《重庆堂随笔》："温热燥病，及阴虚火炽，津液燔涸者，捣汁饮之立效。"老北京有秋梨膏，就是用秋梨配些滋阴之药熬制的，可以起到滋阴润燥的作用，一般北方的超市里面可能都有卖。其实，不论是否是秋天，只要有阴虚的情况，都可以拿来喝。还有，过去在开润肺止咳的方子时，有的老中医会让人把一个雪梨切片，与药同煎，取的也是滋阴的效果。

桑葚：有滋阴补血之功，最能补肝肾之阴。明朝名医缪希雍写的《神农本草经疏》里面说它"为凉血补血益阴之药"，还说："消渴由于内热，津液不足，生津故止渴，五脏皆属阴，益阴故利五脏。"尤其是肝肾阴虚体质之人出现消渴、目暗、耳鸣者，食之最宜。有一次出差乘坐飞机，看到飞机上提供的饮料里面都有桑葚汁了，我很惊喜。因为在平时，桑葚在其上市的季节满街都是，买回家洗洗就可以吃了，非常美味；但是一过季，就难觅踪影了。现在能生产出桑葚饮料，就有利于保存了。

枸杞子：有滋阴益精之功，尤其对肝肾阴虚引起的腰膝酸软、头晕目眩、视物昏花、耳鸣耳聋有较好的调理效果。或是当人出现肺阴虚引起的潮热盗汗、虚劳咳嗽，糖尿病引起的阴虚消渴等症状，食之更佳。民国时候的名医张锡纯曾经每天晚上口渴，把一碗水放在床头，早晨起来一看，饮用了大半。后来，就在睡觉前吃一口枸杞子，结果晚上居然不渴了，可见其滋阴润燥的功效。

燕窝：性平，味甘，有补气阴的功用，尤其能益肺阴，为清补佳品。凡阴虚体质，尤其是肺阴虚者，如肺结核病、支气管扩张、肺痿、老年气管炎、慢性支气管炎等，最宜食之。清代医家张璐说它能"调补虚劳，治咳吐红痰"。吴仪洛说："燕窝大养肺阴，补而能清。"《本草再新》中也有

"大补元气，润肺滋阴"的记载。现在大家对燕窝有很大的争议，尤其现代科学分析其成分简单，没有什么营养，再加上种种造假手段，几乎让燕窝失去了往日的光彩。其实这完全没有必要，燕窝是非常好的药食同源之品，这是无可非议的。我看乾隆皇帝的用膳记录，他吃得最多的就是燕窝，一天里面，总有几道菜是与燕窝做的，最多的是燕窝和鸭子一起做的菜，御医们绝不会把没有用的东西这么频繁地给皇帝食用的。我曾经有位非常要好的朋友，送给我一盒燕窝饮品，我给老母亲喝了。后来，老母亲突然问我，为什么这些天皮肤这么光泽润滑。总结来总结去，这些天就是多用了这个饮品，其他的饮食没有什么特别的。这就是燕窝的滋润之功。

银耳：有滋阴养胃、生津润燥的作用。银耳含有丰富的营养物质，为民间最常用的清补食品，尤其对肺阴虚和胃阴虚者，最为适宜。

阿胶：既能补血，又能滋阴。《本草纲目》记载："阿胶，大要只是补血与液。阴不足者补之以味，阿胶之甘以补阴血。"尤其是肺肾阴虚之人，食之尤宜。

阴虚是非常容易做出诊断的，如果感到自己有与此类似的症状，就可以找附近的中医，帮助分析一下。如果确定真的是阴虚的状态，那么开个小方子，用些生地、沙参、麦冬等滋阴之品煲汤都可以；或者做成饮料喝，一天喝两三杯就好。一般很快就会调整过来，基本上一两个星期即可得到充分恢复。

但是，良好生活习惯的保持更加重要，比如不熬夜、少吃辣、少劳神等，这才是保证我们健康的根本。

第八章

做人就要阳气十足：
阳虚体质的人如何保养

◎ 阳气不足，自然活得畏畏缩缩

为什么人会阳气不足

受寒、作息不规律等，都会伤脾阳、肾阳

◎ 阳虚的人身体有哪些表现

阳虚的人怕风、怕冷，尤其以腹部、下肢怕冷为主

阳虚的人面色苍白、没有血色

阳虚的人往往小便很频，尿清长，尿液很多

阳虚的人腹部、胃部遇冷则痛

◎ 阳虚体质的人舌象是什么样子

阳虚的人舌苔是白的，舌质很淡，不是红色的

阳虚的人往往唾液量会改变

◎ 阳虚体质之人的保养方

肾阳不足的人，可吃金匮肾气丸

老人起夜次数多，请用金匮肾气丸

一沾凉东西就胃疼，吃附子理中丸就会好

冬季进补，请用补阳羊肉汤

① 阳气不足，自然活得畏畏缩缩

（1）为什么人会阳气不足

现在阳虚体质的人很多，什么是阳虚呢？阳虚就是人身体里主温煦的功能不足。

在人的身体里，肾实际上有阴阳的属性，它可以生出肾阴、肾阳。肾阳就是能够温煦身体的功能，主生发、主生殖，使我们的生命力旺盛。

肾阳足的人，身体壮实，精力充沛，不怕冷，肾阳不足的人，面色发白，身体怕冷，精力较差，总想睡觉——中医叫"但欲寐"。

为什么会肾阳不足呢？肾精损耗过多了。怎么损耗的呢？熬夜、房劳过度、得了大病（在患病的过程中，身体要与疾病斗争，会损耗肾阳）、用了太多寒凉之药等。用过多的抗生素等寒凉之药也会导致阳虚。

延伸阅读：如何判别自己是阳虚体质还是血虚体质

阳虚体质和血虚体质的症状有点儿类似，那么，我教教大家怎么分辨。

1.血虚的人到夏天天热的时候手就热了；而阳虚的人到夏天天热的时候也还是怕冷、怕风。

2.血虚的人神志功能不强；而阳虚的人生命整体功能都在下降，而且特别容易受到寒凉的影响。

3.从症状上来看，血虚之人的问题，多体现在神志上，对颜色辨别能力的衰退上；而阳虚之人的问题，主要反映在温度降低的时候以及生发功能程度的衰退上。

（2）受寒、作息不规律等，都会伤脾阳、肾阳

首先，受寒会引起脾阳、肾阳的不足。比如，有的人喜欢喝冰啤酒。喝冰啤酒会伤哪儿？伤脾阳。脾阳伤了以后会连累到肾阳，所以这种人会经常腹泻。另外，冷风吹久了，也会拉肚子。很多中老年人往往是早晨或上午的时候腹泻，为什么？本来这个时候人的阳气应该旺盛，出现这种情况就说明你阳气不足。

人在哪种情况下最容易因阳虚导致身体出毛病呢？比如有的人是蹚水玩导致阳虚。我曾经碰到过这样的事，有一孩子本来感冒都好了，结果父亲带着他到山里面玩儿，去蹚小溪。溪水是从地下出来的，特别凉，小孩看着好玩儿，就蹚进去了。结果孩子回家后马上就发病，而且很重，不是一般的感冒，而是直接就有腰酸、腰疼等症状。

人体中，肝经、脾经、肾经等几大经络都流经脚下。所以，如果你下肢经常受寒，就容易伤到肾阳。好多女性在冬天只穿丝袜，这对身体非常不好，因为冬天穿得很少，寒气易入体内，引起肾阳不足。曾经，有个小伙子冬天穿着单皮鞋在公园的湖上滑冰，玩了一天，回家就得了肾炎……

以上这些都是受寒导致肾阳不足的明显病例，希望大家引以为鉴。

其次，生活作息颠倒也会引起肾阳不足，比如休息不足、熬夜等，都会耗伤肾精，慢慢这个人就会变得萎靡不振、怕风、怕冷等。

最后，其他虚损也会导致肾阳不足，比如说你血虚，时间长了以后会怎么样呢？哪怕在夏天，你的手脚都不热，这个时候你已经变成了阳虚体质。

2 阳虚的人身体有哪些表现

（1）阳虚的人怕风、怕冷，尤其以腹部、下肢怕冷为主

怕风、怕冷，尤其以下肢、腹部怕冷为主，这是阳虚的人最明显的指征。

中医认为"阳虚则外寒"，当身体的阳气不足时，人就不能抵抗外来寒邪的侵袭，所以会出现怕冷的现象。我们说阳气就像是身体里的太阳，对身体有着温煦的作用。如果阳气不足，身体的"火力"不够，就会出现畏寒怕冷的症状，尤以下肢为甚。为什么？因为肝经、脾经、肾经等几大经络都流经脚下。

（2）阳虚的人面色苍白、没有血色

因为阳气是运行气血的，如果阳气不足，就无力运行气血到面部，所以人会面色苍白、没有血色。

（3）阳虚的人往往小便很频，尿清长，尿液很多

除了容易腹泻以外，阳虚的人往往小便很频，但尿是清长的，尿液很多。某些阳虚的人还会性欲减退。

（4）阳虚的人腹部、胃部遇冷则痛

阳虚的人一受凉气，或是吃了、喝了凉的食物，腹部、胃部就会疼痛。

3 阳虚体质的人舌象是什么样子

（1）阳虚的人舌苔是白的，舌质很淡，不是红色的

阳虚的舌象同血虚很像，不同之处在于：阳虚的人舌苔是白的，舌质很淡，舌头都不是红的，看上去比较"苍老"；而血虚的舌象淡白，看上去比较淡嫩。

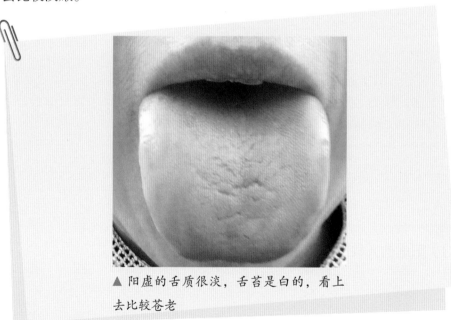

▲ 阳虚的舌质很淡，舌苔是白的，看上去比较苍老

（2）阳虚的人往往唾液量会改变

阳虚的人，当阳虚程度轻微的时候，体内湿气较重，所以舌体唾液比

较多，中医叫舌苔水滑；当阳虚程度比较重了，津液不能蒸腾而上，反而会口中干燥。

古人形容这如同蒸饭，如果火气足，则锅盖上会充满水蒸汽；如果火衰微了，则水汽不能蒸腾，锅盖上也就干燥了。所以有的人因为病症引起了口干，比如说糖尿病病人，那么给他们温阳以后，唾液就出来了，就不再口渴了。

4 阳虚体质之人的保养方

（1）肾阳不足的人，可吃金匮肾气丸

如果阳虚，就要想法温补阳气。

人体的阳气里面，脾肾之阳气是最关键的，而且，肾阳足了，脾阳才能足。

那么补肾阳的方子是什么呢？就是金匮肾气丸，这是张仲景的方子，出现在《金匮要略》这本书里。这个方子里面，有熟地、附子、肉桂等药材。其中，熟地最主要的作用是补肾精，因为肾精补足以后，体内才能生发出阳气来。另外，附子和肉桂也是生发阳气的。

我碰到过很多肾阳虚的人，有时候我打车，从反光镜里就能看出司机的肾阳不足，因为这类人的脸色一般不是那么红润，脸上还有好多黑色的斑点，这是阳气不足的反应。

（2）老人起夜次数多，请用金匮肾气丸

阳虚的人会尿频，有的人会感觉口很渴（糖尿病患者都有这种症状）、怕冷，有的人身上还会有水肿。为什么水肿？肾阳不足，无力把水液给蒸发出去。这种情况，吃点儿金匮肾气丸，症状就会得到消解。

阳虚症状最明显的是老人，好多老人晚上小便五六次，就是因为肾阳

不足，肾的滤水功能很弱，所以白天喝了很多水，但肾脏没有在白天把这些水代谢出去。打个比方，肾白天只干了 70% 的活，晚上就会接着加班，干剩下 30% 的活。而那些肾阳足的人，基本上白天就把 100% 的活干完了，晚上一次小便就可以了。

在我的经验中，肾气不足的人用了金匮肾气丸后，肾气就会慢慢补足，然后晚上夜尿就不那么频繁了。这个古代名医传下来的方子非常神奇。我曾经碰到一位西医大夫，她去海里面蹚水，当时天气很冷，蹚完水上来以后，她发现自己的脚后跟疼，就打电话问我这是怎么回事儿。我说："你这是着凉了，赶快用热水泡脚，然后吃点金匮肾气丸来温阳。"她按我说的做完之后，脚就不疼了。

（3）一沾凉东西就胃疼，吃附子理中丸就会好

肾阳不足的人会有脾阳不足的情况出现。什么是脾阳不足？你只要吃凉的东西身上马上就开始出现问题，例如胃疼。这个时候可用附子理中丸，效果立竿见影。

这个方子出自张仲景，原来叫"理中丸"，北方卖的都是附子理中丸，它的效果特别好，用了以后马上就能改善人脾阳不足的状况。很多人说自己肠胃不好，总是一遇冷就腹泻，那么在用了附子理中丸以后慢慢就可以改善过来。

受寒后导致的上吐下泻用了这个药，马上就可以改善。

（4）冬季进补，请用补阳羊肉汤

其实，阳虚体质之人，最佳的养阳时期应该是在夏天。

夏天天气温暖，补阳可以达到最佳效果。把阳气的阈值提高了，那么到了冬天，阳气这个曲线虽然有所下降，但是整体还是高水平的。所以我们可以看到，用温阳药物治疗哮喘的三伏贴，都是在三伏天用的。夏日养阳，就更容易度过冬天。如果夏天没有养阳，则阳虚体质之人，到了冬天会比较难过，此时会更怕冷，也更容易被寒邪伤到。

因此，阳虚体质之人在冬季更应尽量避免触冒风寒，因为阳虚体质之人，稍有着凉，可能反应就比其他人大。这里面有很多细节，比如在北方生活，鞋垫每天都要换，最好连鞋都每天换。因为脚上出汗，鞋垫很容易潮湿，如果夜里没有干燥，会导致脚部寒冷，所以有一种叫热鞋器的东西，可以在夜里让鞋子干燥温暖起来。所谓足下暖，一身暖。

阳虚体质之人外出，要随时根据天气增减衣服，尤其是寒流来袭的时候，要注意保暖。

而此时的衣服，尽量不要选择化纤等料子，要穿天然材质的衣服——这是我的体会。化纤的东西，虽然耐用，但是外面冷，它也凉，而且透气性差，容易将汗气留在里面，这样容易感受寒湿；而棉布、羽绒、皮衣等，则透气性、保暖性较好。

阳虚体质之人还要注意尽量避免早起触冒严寒，也要尽量避免夜里出行。如果必须出行，最好在出门前，喝点儿热汤。我就见过阳虚体质的老人，早晨出去锻炼导致心脏病发作的。

如果有条件，经常晒晒太阳，这是阳虚体质之人的养生之道。

食疗是养生的重要方法，因此，阳虚体质之人，要重视食疗。冬日进补的时候，要时时照顾阳气。可以经常采用一些补阳的食疗方法，比如吃点儿羊肉火锅。在火锅的汤料里面，还可以放入一些温阳的药物，比如有的朋友干脆放入 1 丸金匮肾气丸，我觉得不错。

阳虚之人冬天可用补阳羊肉汤

配方： 羊肉片 1 斤、山药切片（1 根）、生姜切片（1 块）、当归 10
克、枸杞子 10 克、鹿角霜 10 克、大枣 10 枚。

用法： 煲汤，每周吃 1 次。

叮嘱： 孕妇忌服。

此方温阳散寒，补脾益肾，可以作为食疗的方法。

另外，还可以喝点儿传统的姜糖制品等。

阳虚体质之人，这个季节特别忌讳吃冰冷的东西，什么冷饮冰啤酒，
都是非常忌讳的。有的时候，甚至就是一口下去，都会引起身体的不适，
甚至出现疾病。真正养生之人，在冬天，也是尽量不吃这种生冷食物的。

除了温度之外，对于药性寒凉的食物，也是忌讳的，比如西瓜。有的
饭店会在餐后上点儿这类水果，再馋，您也别吃，因为伤害会很大；您嘴
快活了，最后身体异状却一定够您折腾的。

此时，可以每天泡脚。泡脚的时候，放入一点儿艾叶，或者艾绒，效
果更好。如果有保暖条件，这个季节，艾灸也是好的选择，对温阳有很好
的作用。对于阳虚体质的女性，暖宝宝是一个神奇的存在，可以随身带
着，如果哪里受寒了，立刻在相关的位置贴上，则可以很快缓解。

酒，也是阳虚体质之人在冬季的好伙伴。但是，在酒里面，葡萄酒的
药性有些凉，阳虚体质之人冬天最好不喝；而黄酒米酒是温热的，所以可
以喝。喝的时候，我总是建议在黄酒里放点儿姜丝，放 1 颗话梅、1 把枸
杞子，温热一下，这样可以温经通络，是养生的好方法。白酒现在有很多
种类，我觉得最好是配上温阳的药材，做成养生酒才好。现在很多人把白

酒当作拼酒的工具，非常不好。同仁堂有一款鹿鞭酒，温阳的效果不错。我对同仁堂很熟悉，他们的养生酒我基本都品尝过，这款鹿鞭酒非常地道，对体质阳虚的男士非常有效。只是注意喝了以后，要保持清心寡欲，这样才能在冬日达到将精气封藏于肾的功效。

对于阳虚体质的老人，如果有条件，我甚至建议去南方避寒。《黄帝内经》所言"去寒就温"是也。现在北方雾霾也重，对于老人，其实都是一个威胁。如果能够避开，从各个方面来讲对老人都有好处。

总之，阳虚体质之人，在冬季就是尽量保存实力，不让自己被寒气伤到。而在这个对自己最不利的时机，也要抓紧机会改善体质，让自己不再阳虚，这是最终的目的。

第九章

终生远离"三高"：
痰湿体质的人如何保养

◎ 痰是人体内湿气的"结晶"，脾虚就会痰多

脾一虚，人体的五脏六腑都会跟着虚

体内湿重，归根到底是神志和情志方面有问题

◎ 痰湿体质的人舌象是什么样子

舌上有黏腻的水液，或是舌苔厚腻、白得像霜，要注意"三高"问题

舌苔很腻、很厚，舌质红，说明体内营养过剩，无法化热，会引起更加严重的失调

◎ 痰湿体质之人的保养方

用千年祛湿化痰古方温胆汤来泡脚

① 痰是人体内湿气的"结晶"，脾虚就会痰多

（1）脾一虚，人体的五脏六腑都会跟着虚

一个人在脾虚以后，他的肺气也会虚。事实上不仅是肺气，他所有脏器的气都会虚，也就是说体内的整个正气都会不足（正气虚）。

人的气虚了，脏器就会下垂。有人会有脱肛的情况出现（小朋友或者老人脱肛的情况很多，因为正气不足会导致固摄能力很弱）。

脾虚会导致人体内的湿气加重，再发展就会出现痰湿的体质。因为，湿气留在人体内以后会凝结成痰——人体内液体逐渐蒸发、凝炼，最后形成的黏稠状物质。我们咳出来的痰是有形之痰，身体里边的液体是无形之痰。

一个人痰湿体质的形成，一方面是体内正气不足（气虚），另一方面是因为喝水太多，液体摄入过多，或者吃得过多，吃得过好。

我现在发现，如果你天天吃素，即便吃得很清淡，饭量不大，也会活得很好，不管是身体还是精神都特别好。

其实，我现在的饮食不太正常，因为我经常去各地讲课，每到一个地方大家都热情接待，他们会拿本地的小吃来款待我，这些小吃太美味了，我忍不住，一下子就吃多了。

经常下决心不吃了，结果没忍住又吃多了，晚上就很痛苦。记得有一次我到陕西去，当地的羊肉做得那个鲜嫩呀，我实在忍不住，就吃多了。本来我的脾气就不足，运化能力弱，这些东西在吃进去以后就和我体内的湿气结合，形成痰湿，那一段时间我身体就很痛苦。

很多人跟我的情况类似，所以现在痰湿体质的人特别多，尤以应酬多的人为主。

（2）体内湿重，归根到底是神志和情志方面有问题

为什么痰湿会堵在身体里边？这有我们生活习惯的问题，如饮食不均衡、贪食寒凉、不应时等。但我觉得，最根本的原因还是我们的情绪不好引起的。

为什么70%的现代人都有湿重的问题？我想，这与现代人压力增大、情绪不佳、出现肝气不舒有关。中医认为肝属木，脾胃属土，五行中，木是克土的，所以，如果肝气不舒，肝气就会克伐脾土，导致脾胃虚弱。也就是说，当人的心情郁闷时，就会肝气不舒，导致神的层面出问题。脾胃出问题、脏腑功能出问题，最后出现体内水湿过重，痰湿增加的情况。

严格地说，我们吃了那么多肉，喝了那么多冷饮，也都是自己神志方面有问题，因为你不够冷静，控制不住自己，美食面前管不住自己的嘴，朋友一打电话，半夜12点了还要出门吃夜宵……所以，一个人体内湿重归根到底是神志和情志方面出了问题。

② 痰湿体质的人舌象是什么样子

（1）舌上有黏腻的水液，或是舌苔厚腻、白得像霜，要注意"三高"问题

如果舌头上面有水液，看上去很黏腻，让人感觉不干爽，舌头中间的沟也很明显，这样的人去医院检查基本都有"三高"——高血压、高血脂、高血糖。

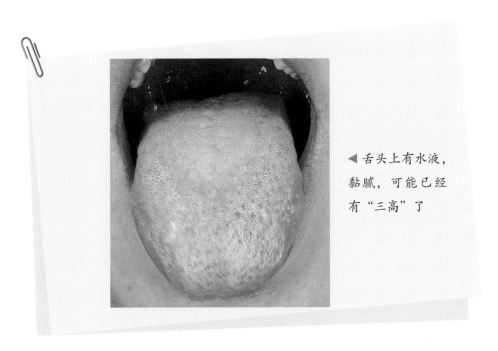

◀ 舌头上有水液，黏腻，可能已经有"三高"了

如果舌苔厚腻，而且白得像霜一样，这表明他体内不仅仅有湿气，还有痰湿。这种人只要去做检查，毫无疑问"三高"全都有了。

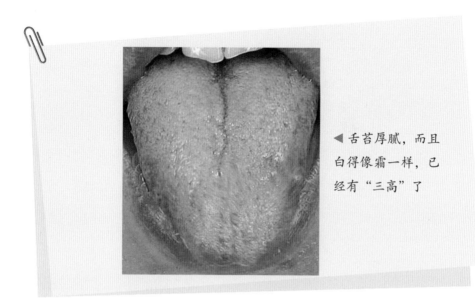

◀舌苔厚腻，而且白得像霜一样，已经有"三高"了

如果舌苔微微有点儿黄，但不算那么腻，只是刚开始出现黄腻，说明这个人已经开始有痰湿的状况了。如果还伴有两腮发红，这是体内有热的表现，需要化热。

另外，如果舌苔有裂纹，并且是厚腻的，这个腻集中在舌头的后半部，这也是体内有痰湿的表现。

（2）舌苔很腻、很厚，舌质红，说明体内营养过剩，无法化热，会引起更加严重的失调

如果一个人舌苔很腻，白且厚，甚至已经开始发黄了，而且舌质是红的，说明体内有热，是体内营养过剩以后无法化热的表现。

前面已经说过，看舌象应该把舌苔和舌质连在一起看，像图中这个舌

象，一看就知道是因为体内有热，加之体内湿气又很重，结果体内的水液变成了痰，形成了身体有瘀的一种状态。

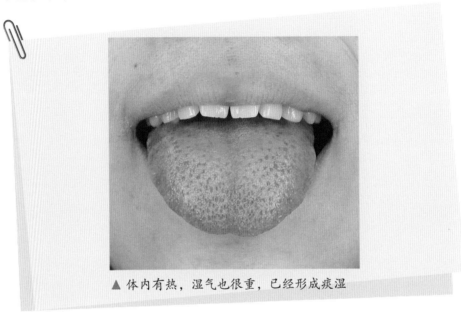

▲ 体内有热，湿气也很重，已经形成痰湿

有这种舌象的痰湿体质之人，千万不能再补身体了。有人说整天没力气、犯困，有的大夫没有看他的舌象就认为是肾虚，给他补肾，结果越补越热，导致病人身上出现各种问题。

所以说，痰湿体质的人应该往下清，把体内痰湿清掉、排泄掉。首先要尽量吃清淡的食物，然后可以用温胆汤一类的东西（温胆汤具体用法请参照本章第 3 节）祛痰，把体内的热清掉，人就会明显感觉到舒服。

3 痰湿体质之人的保养方

用千年祛湿化痰古方温胆汤来泡脚

配方：茯苓30克、陈皮6克、法半夏6克、竹茹6克、枳实6克、炙甘草6克。

用法：方中药材熬水，开锅30分钟，滤出药汁，然后将药汁分成2份，早晚兑入温水泡脚，每次20分钟，水温不要太热，水淹过脚面就可以了。

温胆汤的方子里面有些药物是偏温性的，里边有陈皮（如果是橘红的话就是温热的，而橘子本身就有点儿温性）、法半夏（性燥，有燥痰的功效，但是它又是温性的）。虽然叫温胆汤，实际上的作用是清热，让体内的热凉下来，所以温胆汤后边要配竹茹，如果体内的热很重，我就会配到9克，其实一般6克就够了（竹茹是竹子里边白色的瓤，拿刀刮下来的，一团一团丝状的东西，很占体积，6克竹茹就是很大一团了。竹茹是凉性的，有化痰的功效）。此外，还要搭配6克枳实（枳实也是一种橘类的东西，也是行气的，有降气的作用，尤其要注意的是，它是往外代谢的，把痰浊给代谢出去）。

温胆汤在历史上有过几次方子的改革，同样一个名字改过几次，曾经，孙思邈的《千金方》有温胆汤。为什么叫温胆汤？因为当时这方子里还有生姜，而生姜是温性的。但我在开温胆汤这个方子时一般会把生姜去掉，因为我碰到的这些人体内的痰一般都化热了，他们的舌质是红的，上面还有红点，舌苔也开始变黄了，这个时候加上生姜就适得其反了。

我曾经给一个证券行业的朋友介绍过这个方子，当时，我一看他的舌象有痰湿，就说："别的先不管，先把痰湿去掉，要用温胆汤泡脚。"这方子太有效了，他用后很快就感觉到身体特别轻松，因为痰湿去掉了。

如果你在自己或家人的舌象上看到了痰湿的情况，也可以用温胆汤来调理，用上十服八服泡脚，之后身体就会觉得很舒服。然后多锻炼身体，多吃蔬菜，身体就能逐渐调整过来。

温胆汤化痰的效果非常好。如果看到舌质上边有红点，就说明体内有热，这种情况用温胆汤一般喝一两服就见效。但是如果要喝这个方子，最好请附近的医生帮助分析一下，可以根据体质具体加减。

大家要记住，温胆汤是针对体内湿气已经凝结成痰的情况，再加上吃得太好导致痰很重，才用温胆汤。要知道，温胆汤里边的药材基本都是带化痰功能的。

罗博士特别提醒

对于脾胃有问题的痰湿之人，泡脚的效果比吃药好

一般来说，当脾胃运转有问题的时候，人体内的湿气就重了，然后痰湿就来了。所以古代大医家黄元御认为：脾是人体气机运转的核心，一旦脾的运行不畅，人体的气机就无法正常运转。

现在，绝大多数人的脾胃都有问题，而且很多人吃中药都不起作用，因为脾胃不能吸收了，痰湿堵在里边了。

从临床的效果来看，泡脚的效果反而比吃药更好，这说明现代人的脾胃被伤得很严重。

痰湿体质的人现在非常多，因为大家的生活好了，很多朋友不注意饮食，每天肥甘厚味，这会导致痰湿增加，甚至出现湿热的情况。对于这些朋友，我反而觉得，任何方剂都只是辅助调理的，而真正需要改变的，是生活习惯、饮食习惯。

我每次遇到这样的痰湿很重的朋友，当我给他们看舌象的时候，见到他们舌苔厚腻，甚至黄腻，我都会告诉他们，他们体内的"营养"已经过剩了。可是，这些朋友往往还是问我，我该怎么补呢？我该吃点儿什么药呢？

对于这样问的朋友，我的回答一概是：此时，您最适合吃的，是萝卜白菜、粗茶淡饭。

这叫"以清为补"。此时如果能够坚持素食，甚至适当断食，对于身体都会是有益的。

此时，最好的药方，就是运动，这种朋友如果能坚持适量运动，则会对身体非常好。

我总是强调这样的观念，就是：药方，只是在你身体出问题的时候，推你一把，帮助你身体脱离困局的东西。而真正的健康，一定要依靠好的心态，合理的饮食，还有适当的运动来维护的。

今天的人，运动量已经严重降低，而饮食的丰富程度，却是前所未有的，所以我觉得此时如果能够冷静地看清此事，保持自己的合理饮食，坚持合理运动，这就是对健康最好的维护了。

第十章

安神才能强大：气郁（肝气不舒）体质的人如何保养

◎ 现代人最大的毛病就是易生气

不管什么体质，都要调神才能强大

压力大、长期焦虑，就可能得糖尿病等重大疾病

一切治疗的最终目的都是为了让人活得心安

把火憋在心里不发出来的老好人最容易得肿瘤

家长的焦虑情绪一定也会让孩子肝气不舒

◎ 肝气不舒的人身体有哪些表现

肝气不舒的典型指标

胸闷、肋骨胀痛、心悸等问题，可能是肝气不舒引起的

肝气不舒的人，脾胃一定不好

肝气不舒，可能伤肺，引发严重问题

◎ 气郁体质的人舌象是什么样子

人肝气郁结的最明显特点：舌头伸出来是尖尖的

舌头由尖变胖圆的人，多是肝气不舒、体内湿气很重

舌头尖尖的，舌边、舌尖红，白苔

舌尖变红说明有心火

如果孩子生下来舌头是尖的，家长要重视

◎ 肝气不舒之人的保养方

肝气不舒会引起焦虑症、胃痛、胃溃疡，吃舒肝和胃丸、喝黄芪建中汤就能解决

······

① 现代人最大的毛病就是易生气

（1）不管什么体质，都要调神才能强大

什么是气郁？就是我们常说的肝气不舒，这是现代人最大的问题。

我在很多场合都讲过，其实现在的中国人，严格来说身体上的疾病不多，基本上都是心灵的疾病。而绝大多数人身体的疾病又是由心灵的疾病引起的。除了风、寒、暑、湿、燥、火这六种外邪，或者跌打损伤（意外事故导致）等引起的疾病，一般的内伤大多数都跟情绪失常密切相关。

中医认为，人体是一个系统，一个状态会牵连另一个，慢慢地全都牵连上，所以最后形成复合的体质，几种体质的特点共同存在。

活在当下，我们的压力和焦虑是前所未有的，大家每天脑袋里想的事特别多，人家的孩子出国留学了，我的孩子考大学怎么就考不上呢；谁的老公最近又升职了；谁家新买了一辆大奔，我家这辆QQ怎么那么小呢……总之，各种比较，各种焦虑。

平常，我觉得自己够想得开了，但是有时候也想不开。我有一个朋友，若干年前以一栋150万的价格买了两栋别墅，分期付款，首付只付了不到一半的钱。结果房价涨啊涨啊，现在一栋别墅已涨到1000多万了。有一阵子，我心里就很不平衡，我说我辛苦工作20年也赚不到1000万，人家住着一栋价值1000多万的别墅，还轻轻松松到手1000多万现金。

对现代很多人来说，往往越是得不到的东西，就越向往，就像着魔似的，时间长了后就开始焦虑，

担忧、着急、不安……心里好像一把火在烧，又好像被什么堵着一样。这样的情绪，中医叫作"肝气不舒"，这是现代人身上最普遍也特别重要的一个问题。

事实上，所有的这些问题，都是以脾胃失调为中轴的。那为什么脾胃会失调呢？因为情绪失常。

怎么办呢？调神！

如何调神呢？

比如在春天这个季节里，《黄帝内经》讲：

春天来了，要在庭院里散散步，调整情绪。让生命去生发，不要去扼杀。要把好东西尽量给予大家，不要去夺取。尽量奖赏别人，不要去惩罚他……说的全是如何调神，调理情绪的事。

《黄帝内经》很清楚情绪的重要性，认为人的情绪安定了以后，身体自然就会保持健康。实际上，《黄帝内经》里一共才13个药方，其他全是讲经络穴位的，就是告诉我们，情绪调好以后，有点儿什么问题稍微按按穴位就没事了。所以说，《黄帝内经》认为调神比什么都重要，真的很高明，立意很高。

（2）压力大、长期焦虑，就可能得糖尿病等重大疾病

我曾经讲过，找我调理身体的人，80%都是情绪失常引起的病。比如，糖尿病在现代医学上属于代谢性疾病，但是我发现很多人的糖尿病都是退休之后，没人理你了，情绪失常才出现的。当然，可能也与病因基础一直

存在有关，有的人平时吃得太好，锻炼太少。还有的人是因为家里面发生了变故，太过于焦虑，然后就得了糖尿病。

很多病都是这样，再比如肿瘤，我们说环境污染和饮食习惯不好是诱发肿瘤的重要因素，但是，好多肿瘤患者都是生活、感情、工作在经过一场很大的变故后才出现肿瘤的。所以，一个人患病，情绪失常是一个很重要的诱因。

（3）一切治疗的最终目的都是为了让人活得心安

遇到找我帮他们调理身体的气郁体质之人，我会给他们祛湿气的同时化瘀血，还会用其他方法给他们调理。但是我心里很清楚，这些调理都是在清除障碍，为的是更好地疏肝。因为湿气重、瘀血等问题，很可能都是肝气不舒，气血郁滞导致的。所以，调理时要一边疏肝，一边同时滋阴、祛湿、活血化瘀、温阳等，如是效果才比较明显。

我曾经和北京中医院的副院长王国伟一起做节目，我说80%的人的病跟情绪相关。王院长表示认同，他还说90%女性的病都与情绪相关，都是不良情绪引起的。王院长在《养生堂》做节目，提出的口号就是"万病皆从肝治"——现在真是到这个程度了。

（4）把火憋在心里不发出来的老好人最容易得肿瘤

人都有七情六欲。什么是七情？喜、怒、忧、思、悲、恐、惊。什么是六欲呢？一般来说，六欲是从佛教借来的概念，即眼、耳、鼻、舌、身、意。什么意思？全是我们的欲望。当我们想要得到一些东西，但是没有得到的时候，就很痛苦，七情六欲就会失常，导致肝气不舒（也叫肝气瘀滞），也就是气郁在身体里了。

七情一旦失常就会让人体出现郁怒和暴怒两种情况。

郁怒和暴怒是不一样的。暴怒的人肝火旺，但只要能爆发出来，身体受内伤的程度就能减轻一些。郁怒是火不发出来，比暴怒对人体造成的伤害更大，更不可逆。像我碰到的肿瘤患者，绝大多数都有长年郁怒的经历。这样的人心里有火，却总是憋在心里不发出来。

大家可能想不到吧，得肿瘤的患者绝大多数都是单位里面的老好人。有一次我到河北的一个医院做讲座，院长指着一个肿瘤患者对我说："你一定要帮着分析一下，这个人太好了，在我们单位有口皆碑，真的是一个老好人。"我一看这个人的面相，听他说话，再看一下他的舌象，很明显肝气不舒。

为什么老好人爱得肿瘤？通常，老好人对自己的要求都特别高，要求完美，"我一定要对所有人都好，让所有人都说不出我的不是来。"

但是，一个人不可能对所有人都好，别人也不可能都认为你好。发生矛盾、摩擦时，老好人通常自己忍下来，把火憋在心里面。但是回家往往更容易发火。

这种人得肿瘤的比例最高。一开始得出这个结论时我很诧异，连自己都不相信，后来我们心理学的专家对此做了统计，然后把数据拿到肿瘤医院做了心理学量表分析，得出的结果就是，绝大多数肿瘤患者都是老好人，就是对自己要求完美，对大家特别好，特别善良，对社会的责任特别多，但是对自己很苛刻。这样的人碰到委屈不说，火都郁在里面，结果形成了气郁体质，火越积越大，就出问题了，肿瘤就出现了。

（5）家长的焦虑情绪一定也会让孩子肝气不舒

对于情志失常致病这方面，我研究不深，但就我所见所感而言，一个家庭的气氛，对这个孩子会有直接影响。

家长如果把工作中的焦虑情绪带回家，时间长了，孩子的性情就会改变。可能家长不知道自己是怎么影响到孩子的，因为每天你都没怎么见他，你回来孩子已经睡觉了。但是不知道怎么回事，孩子的情绪会慢慢改变，变得焦虑。

肝气不舒的人里面，我看到过最小的是 2 岁的孩子。

肝气不舒是气郁体质的特征，这个体质是怎么来的呢？有人说，孩子会遗传家人的性格特点，是遗传的因素。但我认为，遗传原因只占很小的部分。其他的体质比如阴虚、阳虚都可以遗传，有的人生下来就阳虚，比如父母的体质阳虚，母亲怀孕的时候没有及时调理好自己的体质，生下来的孩子体质会偏弱。但是 2 岁的孩子就气郁，虽然遗传的情况也有，但我认为这个概率很小。我认为主要还是跟家庭的气氛有关。

我曾经看过一位 2 岁小孩的舌象，表现为肝气不舒。尽管我当时不知道什么原因，但我看到他母亲的表现就知道为什么了，因为他的母亲不停地在对我说，表现得极度焦虑："哎呀，孩子怎么又咳嗽了。老天，我怎么办啊！"

这位母亲还对我说，因为孩子老爱生病，她辞掉了市里面领导秘书的工作，几乎每分钟都想着孩子，整天神经绷得紧紧的。我告诉她，你活得这么紧张，又整天跟孩子待在一起，这种压抑的气场无形当中肯定会给孩子身体和心理带来不良的影响。

我还看过一个刚上小学的孩子的舌象，那么小的孩子，舌形已经尖了，典型的肝气不舒。按一般推理，多半就是因为压力太大导致，可小孩刚上学有什么压力啊。

当时这个孩子是他父母的同事带来的。他说，孩子的压力特别大，因为孩子的妈妈就是那种对孩子要求特别高的人，孩子一次考不好她就急得不得了。比如，有一次孩子考试没考好，妈妈一气之下说，看到他的成绩，真想把他从楼上扔下去……

大家想一下，家长这样的焦虑情绪怎么可能不传给孩子，怎么可能不"荼毒"孩子。所以，这个孩子才上小学，舌头已经尖了。

这种舌象不是一两天形成的，不是说你上周焦虑，本周舌象就变这样了，这应该是孩子焦虑的状态持续了很长一段时间后才变成这样的。

延伸阅读：一个人舌形的改变需要一个比较长的过程

一个人的舌苔可以几天内就改变，比如晚上吃了一个西瓜，舌苔很快就铺满了，这是有可能的。但一个人舌形不是几天就变得过来的，这需要一个长期的过程。

这个过程是一个塑造过程，不是功能性的改变，而是器质性的改变，所以它不是很短时间内形成的，我觉得这种改变需要几年的时间，或者一次重大的情绪危机才能导致。比如家里面谁得了重病，你伺候了半年，压力很大，舌形慢慢就会变尖了。

而且，这种舌形一旦出现了，消失得也很慢，不是几天、几周就能消失的，而是需要一直调整才能消失。

171

2 肝气不舒的人身体有哪些表现

（1）肝气不舒的典型指标

爱发火只是肝气不舒之人的表现之一，中医还有很多其他的诊断指标：

① 嘴里又苦又干、咽喉干。

② 眩晕。

③ 胃口不好、不想吃东西。

④ 一会儿觉得冷，一会儿又觉得热。

⑤ 恶心，包括反酸水，有时是呕吐、恶心，有时是往上返气，就是一种欲呕的感觉。

⑥ 胸闷、心悸、心脏跳动异常。

⑦ 肋骨里面有胀疼的地方。

⑧ 失眠多梦。

以上这些是张仲景在《伤寒杂病论》里面总结的半表半里、阳刚失合的少阳证，张仲景总结的症状大致是口苦、咽干、目眩、心烦喜呕、胸胁胀闷或胀痛。他总结了大概这么多条目，并且说"但见一症便是"，也就是说如果你有其中一个症状，就是少阳证。但是，我们现在对肝气不舒的判定没有那么绝对。

（2）胸闷、肋骨胀痛、心悸等问题，可能是肝气不舒引起的

我曾经看过一个资料，说男性的心脏病在发病以前往往有很明显的症状，例如胸疼痛。而女性的心脏病绝大多数没有什么明显症状。

西医中，女性心脏病的发病特征为胸闷、心烦、喜呕等，这跟中医讲的肝气不舒的症状是一模一样的。很多人常常感觉胸闷、心悸、肋骨胀痛，就认为自己的心脏有问题，于是到医院去诊断，一看舌头，结果医生诊断为肝气不舒。为什么男性心脏病患者发病前会说心脏憋闷疼痛，而女性没有这些症状或者不明显，反而肝气不舒的症状这么明显呢？

实际上，因为女性比较情绪化，所以肝气不舒的情况非常多，而男性情绪的变化相对较小。

肝气不舒确实是会影响到心脏功能的，因为肝属木，心属火，木生火，所以，肝火旺的人心火也会越来越大。心火越来越大以后，心脏就受不了，就会出问题。

所以，好多人肝气不舒是以心悸，或者胸闷、心脏异常跳动等症状去医院检查的。

延伸阅读：心脏有问题，与情绪失常有直接关系

大家要知道，情绪和心脏直接相关。

现在西医也是这么认为的，西医认为心脏病有两大主要诱因，一个是情绪不好，还有一个是血脂过高导致血管堵塞。

有一天，我和北京某医院的一个西医内科主任聊天，他说中医治疗心脏病其实挺有效的，特别是在心脏病的初期。我问怎么有效法，他说："一个人的心脏病怎么得的？就是因为他的情绪不好而患上的，而中医在调整情绪方面的效果特别

好，所以能在心脏病初期把问题解决。要是任由问题发展，那最后就只能通过手术来治疗了。"

（3）肝气不舒的人，脾胃一定不好

除了心脏问题，很多脾胃的问题也是情绪不好引起的。因为肝（木）克脾（土），所以，如果你肝气不舒，直接就导致脾胃功能失调，严重的则会出现反流性食管、食道炎，反流性胃炎等。有的时候，你没觉得自己的胃在往上返酸水，只觉得胃里面发烧，有灼热的感觉，难受得慌，实际上这是胃酸在腐蚀你的食道。现在的很多慢性咽炎，都是与此相关的，夜里睡觉时胃酸上逆，浸泡咽喉，导致了慢性咽炎。

（4）肝气不舒，可能伤肺，引发严重问题

其实，肝气不舒影响最大的是肺系统。

中医认为，肺属金，在上边；肝属木，金克木。本来肺（金）是管着肝（木）的，可如果肝木化火了以后，它就会"反侮肺金"，也就是说过旺的肝火会反过来欺负肺（金），导致呼吸系统出现问题，这叫"木火刑金"。要知道，肺系统得的病没有小病，没有轻症，往往都是比较严重的，大家一定要特别注意。

我碰到的人里面，情绪失常引起的肺系统疾病基本都是重症，有的甚至危及生命。

我接触过一位女孩，是因为失恋而去世的。她最初去医院看病的时候，医生检查出来是肺系统的病，名叫肺淋巴管平滑肌瘤，全国只有200例，北京协和医院只见过80例，基本都去世了。这些人的症状一般是频发性气胸。

她来找我的时候，是带着吸氧的机器慢慢走来的。诊断后，我发现她有肝气不舒的症状，就觉得她可能在感情上发生了什么变故。

一开始我给她舒肝气，调理得还行，后来她就回去上班了，再后来听说回老家了，最后还是去世了。

我觉得，一段感情的波折就让一个年轻女孩得了一场致命的病，就是因为她想不通，情绪调整不过来，肝气郁结，结果"反侮肺金"，以至于无药可救。

我还见过一位女士，她的问题是走路走不了多远，一点劲儿也没有，去到北京某大医院检查，医生说肺里面有阻塞性病变，就是肺里面长了什么东西，但是还要进一步确诊。

她来找我的时候，我一看她的舌头，全部是肝气不舒的舌象，于是判断她的病还是跟情绪相关，就用了舒肝气的方法。

没多久，她的症状就缓解很多，后来她自己又调整情绪……现在身体恢复得越来越好。

延伸阅读：肺有问题的人，早晨四五点钟的时候容易醒

大家记住，肝气不舒会直接影响到肺，所以，如果看到自己的舌形尖尖的，就要提防肺的问题。肺如果出问题，会有征兆，比如咳嗽、走路会喘、出虚汗等。

肺有问题的人，一个很明显的指征是在凌晨四五点钟的时候容易醒。此刻，正是肺经当令的时候，也就是说，三点到五点正是肺经工作的时间。所以这个时间段总是醒的人要注意了。

③ 气郁体质的人舌象是什么样子

（1）人肝气郁结的最明显特点：舌头伸出来是尖尖的

一般人的舌头伸出来应该是椭圆形的，但如果舌头伸出来是尖尖的，发红，尤其是舌尖和舌边的部分比较红，这就是气郁的表现。

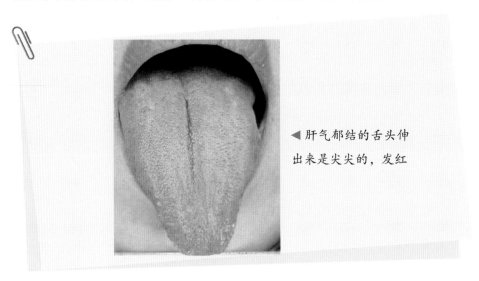

◀肝气郁结的舌头伸出来是尖尖的，发红

前面讲过，舌尖对应人的心脏，舌的两边对应肝胆，所以如图这个舌象就是心肝有火。

肝气不舒的舌象一直没有人总结。我在搞科研的时候发现，爱生气的人、情绪容易失常的人、容易上火的人，都是这种舌形。后来，我在生活中也不断观察，发现的确如此。

（2）舌头由尖变胖圆的人，多是肝气不舒、体内湿气很重

如果你的舌头刚刚伸出来的时候是尖尖的形状，再伸出来，却变成了胖胖的舌象，这说明你是典型的肝气不舒，而且现在体内水湿很重。

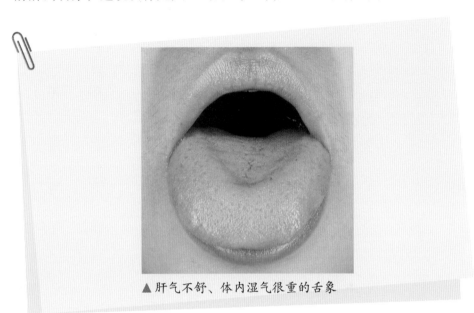

▲肝气不舒、体内湿气很重的舌象

那么舌头为什么会由尖变胖呢？前面讲过，舌头尖表明肝气郁结、内心焦虑，神经处于一种紧张状态。焦虑以后，气瘀在身体里面了，无力推动水湿的运行。而水湿运行缓慢，甚至出不去了，积聚在舌头上，舌头自然就肿大，变得胖胖的。

所以很多时候，如果你看到一个胖胖的、圆圆的舌头，心里要有这个意识，要想这个人是不是情绪也有问题，不要认为只有舌形尖的人才有情绪问题。

有这种舌象的朋友，调理时要理气、祛湿、养血，祛湿以后有可能他的舌形就变尖了。

（3）舌头尖尖的，舌边、舌尖红，白苔

如果舌头尖尖的，边上红，舌尖也红，上边还有白苔，那表明可能有两种原因：一是这个人曾经肝气不舒，直到现在对身体的坏影响依然存在，身体的状态没调整过来；二是这个人现在正是肝气不舒的状况。

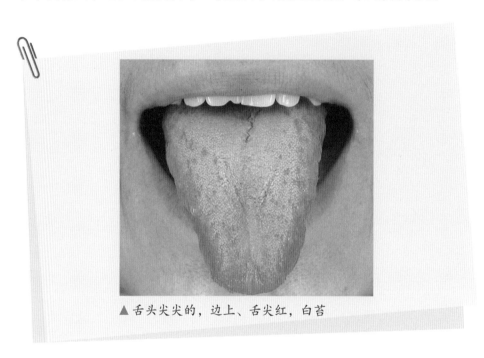

▲ 舌头尖尖的，边上、舌尖红，白苔

舌头尖尖的舌象前面已说过，而舌上白苔，表明他体内湿气很重；舌苔边上是红的，因为肝气不舒，导致气郁在体内，不能推动水液的运行，所以水湿就会停在身体里。总之，如果舌头上边白苔很厚，把整个舌头铺满了，但是舌形依然是尖的，就说明这是一个典型的肝气郁结。

张仲景在《伤寒论》里面提到过少阳证，"舌上白苔"可以跟我们的肝气不足对应。舌上白苔是什么意思？舌头里面可能是红的，但是上边有白苔。

（4）舌尖变红说明有心火

如果一个人的舌头是尖形的，舌头前部没有苔，舌尖变红，说明这个人有点儿心火，压力比较大；可能工作上比较焦虑，又或是家里遇到了什么麻烦之事。

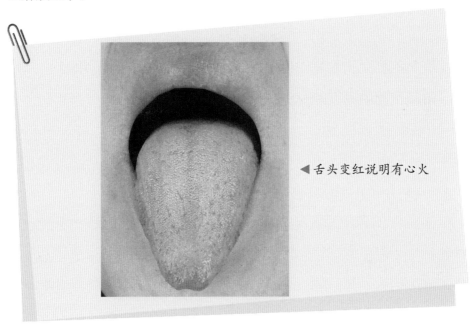

◀舌头变红说明有心火

（5）如果孩子生下来舌头是尖的，家长要重视

孩子可能一生下来舌头会薄、会厚，舌体会大、会小、会长，但是，如果孩子一生下来舌形是尖的，家长就要警惕了，可以观察一下这个孩子是不是有气郁的倾向，如果有，赶快想办法给他调整一下，避免他的体质发展成别的不好的状态。

4 肝气不舒之人的保养方

（1）肝气不舒会引起焦虑症、胃痛、胃溃疡，吃舒肝和胃丸、喝黄芪建中汤就能解决

肝气不舒会引起胃痛，还有胃溃疡（症状是快到吃饭的时候会胃疼，有时候吃完饭胃也会痛）。这与长期情绪焦虑、恐惧有很大关系。怎么办呢？吃舒肝和胃丸就可调治。照说明书服用即可。

对于肝气不舒引起肠胃疾病的人，我除了给他舒肝气以外，还要给他强壮脾胃。这在中医里面有专门的思路，是医圣张仲景提出的："见肝之病，知肝传脾，当先实脾。"根据这一原则，我给大家介绍一个强壮脾胃非常好的黄芪建中汤。

　配方：黄芪6克、桂枝9克、白芍18克、炙甘草6克、生姜9克、
　　　　大枣12个（掰开）、饴糖30克。

　用法：把这六味药，加水5杯来熬，熬好后去药渣，加入饴糖，用微
　　　　火熬化。分成2杯，早晚各服用1杯。

　叮嘱：1.最好在服用前请当地的中医根据自己的体质对药稍作加减。

　　　　2.方子里面的黄芪，一般用炙黄芪，但是我习惯用生黄芪，不
　　　　会上火。

这个方子对男子虚损、阳气不足、脾胃虚弱，效果甚佳。我曾经见过老中医用来调理男子正气不足，动辄自汗者，服用了很长时间，结果体质彻底改善。这是我在刚刚学中医的时候所见的一个病例，所以对建中汤类方，我一直留意于心。

后来，我的心得是，此方对于脾胃虚寒之证，效果很好，尤其是西医诊断的胃溃疡，效果甚佳。按说胃溃疡的原因很多，服用一些西药也会引起，而我们所见的胃溃疡，以精神压力大，加上饮食不节引起的多。往往是工作压力特别大的白领，吃饭又不规律，往往饥一顿饱一顿的人，会出现此类问题，特点是上腹部疼痛，而以饭后疼痛为主。西医检查会发现胃溃疡。此时如果出现虚寒之证，舌质淡白，身体怕凉，则可以考虑使用此方，因为这个方子有柔肝、缓肝的作用，对于肝气不舒、横逆克脾有阻止作用；同时建中补脾，将脾胃强壮以后，也会免受肝木之克。

如果肝气不舒过于严重，当然还要先服用一些疏肝理气之药。但是脾胃虚弱严重，再有肝木来克的患者，适合此方，立意是强壮本身，则可抗外敌。这种情况一般三五服药就可以见到明显的效果。

我在南京做当归育儿讲座的时候，当地主办方是一对夫妇，妻子就有胃溃疡，胃疼得不得了，我给她开了黄芪建中汤的方子喝，结果喝了就没消息了。我后来问他们怎么样了，他告诉我早就好了。

我调理过很多胃溃疡的病人，都是用的这个方子。不要小看这个方子，这是《伤寒论》的作者张仲景推荐的。中医是如何看病或者调养身体的呢？不是说你哪儿有病就直接冲你哪儿治，而是先找到病的根源，灭掉后再对症下药。

（2）专治肝气不舒所引起的失眠的泡脚方

柴胡加龙骨牡蛎汤加味

配方：柴胡6克、黄芩6克、法半夏6克、党参6克、炙甘草6克、茯苓30克、煅龙骨30克、煅牡蛎30克、珍珠母30克、桂枝6克、郁金6克、远志6克、香附6克、生地6克、白芍6克。

用法：将上述药物放入水中，熬开锅40分钟，然后将药汁分成2份，早晚兑入温水泡脚，每次20分钟，水温不要太热，水淹过脚面就可以了。

叮嘱：1. 孕妇忌用。

2. 这个方子基本上用来泡脚。有些身体失调严重的人，口服和泡脚结合起来效果更好。

3. 口服要加上生姜和大枣，我一般推荐生姜3片、大枣12枚（掰开）放入药里面一起熬水。另外，要请当地的中医根据自己的体质稍作加减。

4. 这个方子的基础方是张仲景的柴胡加龙骨牡蛎汤，非常适合治疗情绪不佳引起的各类身体失调使用。一般泡1周为一个疗程，泡3周应该就不必再泡了。药物毕竟是药物，可以一时纠偏，但是，没有一个人是可以靠着药物活一辈子的。

我是怎么发现这个方子能治失眠多梦的呢？我看医案时，发现绝大多数医案里都用柴胡加龙骨牡蛎汤来治疗神志系统的病，如狂躁、精神病、抑郁等，我很惊讶，这个方子是怎么跟情绪相关的呢？研究后，发现它是收敛心神的，而且调理失眠的效果非常好。有的人失眠20多年了，用这个方子泡脚几天以后马上睡得很好。

　　曾经有位长江商学院 EMBA 的学员，听我讲课后变成了好朋友，有天，他突然找我，说有位新疆朋友的妻子常年失眠，想找我咨询。当时我正在上海出差，他们夫妇居然从乌鲁木齐立刻飞到上海，到了我住的酒店。见面后，这位女士说她半年没有好好睡觉了。当时我判断她是情绪不好引起的，她立刻否认，说生活无忧，但是我相信自己的判断，因为很多人在别人面前会掩饰自己的问题。所以开的也是这个柴胡加龙骨牡蛎汤加味，让她回去泡脚。几天后，我的朋友打电话给我，说那位女士特别开心，用了 5 天，已经可以每天睡眠 5 个小时了。后来又过了大约 10 天，我的朋友再打来电话，说她已经彻底痊愈了，特别强调，是真的痊愈了。

　　我认为，人的情绪调理过来以后，与此相关的各种问题就都会随之调整过来。

（3）如果凌晨三四点钟早醒，要敲肺经上的痛点

　　有的人会突然在一段时间内醒来，比如之前每天是 6 点醒，最近几个月，突然变成 4 点醒了，这往往是压力大，肝气不舒，"木火刑金"了。因为早晨也对应肝，而肺经当令的时间也在凌晨 3 ~ 5 点，肺经受伤，容易早醒。此时除了用药疏肝养肺，敲打经络也很有效。

　　肺经在哪里？在胳膊侧面有一条线，肺经就是贴着内侧这条线走的，你可以拿个小木棒在这条线上敲，专找痛点敲。

　　这个痛点不一定是在你的穴位上，你可以每天都揉揉或者敲敲痛点，坚持一段时间，你会发现早醒的这种情况很快就会消失。

　　曾经，有一位凤凰卫视的女士来找我，说她每天都醒得很早，很痛苦，我就在她胳膊上敲了几下，找到了她的痛点，然后嘱咐她每天这么

敲，一直敲到不痛为止。结果她敲了一个多星期，早醒的问题就解决了。

肺的问题不容小觑，大家一旦发现肺经有问题就要赶快调理。

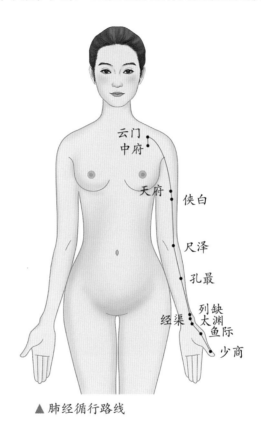

▲ 肺经循行路线

（4）专治肝气不舒所引起的高血压的泡脚方

现在，好多人血压高，而且，一生气血压就上来了。很多老同志一到春天的时候血压就高。但我碰到高血压的病人，只要确定最近血压的波动与情绪不稳有关，就让他们用我在柴胡加龙骨牡蛎汤的基础上总结出的一个方子来泡脚，血压就会慢慢地下降。

配方：柴胡 6 克、黄芩 6 克、党参 6 克、法半夏 6 克、炙甘草 6 克、茯苓 30 克、煅龙骨 30 克、煅牡蛎 30 克、珍珠母 30 克、桂枝 3 克、郁金 9 克、香附 6 克、远志 6 克、丹皮 6 克、生地 9 克、白芍 9 克、丹参 9 克、地龙 9 克、怀牛膝 9 克、钩藤 9 克。

用法： 上述药物放入水中，熬开锅 40 分钟，然后将药汁分成 2 份，早晚兑入温水，泡脚，每次 20 分钟，水温不要太热，水淹过脚面就可以了。

我给自己的母亲也用这个方子。平常，我母亲有时候一生气血压就上来了，但只要我给她泡一次脚，血压就能降下去。

就我的经验而言，老人血压高，很多人都是因为情绪不好导致的。

好多老人每天操一堆的心，想一堆的问题。比如儿媳妇花钱太大手大脚，女婿为什么不回家，小孩上小学到底去哪个学校好……

我碰到过一位老人，女儿在上大学。有一天跟我聊天时，她说她昨晚一夜没有睡好，在思考一个问题，我问什么问题，她一脸担忧地说："我闺女正在读大学，还没有对象。我昨晚在想，她万一以后有对象了，将来结婚了，生了孩子，这孩子长大后，他的房子问题可怎么解决？"

我的天，她女儿还在大学读研究生，她就已经想到女儿将来嫁人后生孩子，孩子将来的住房问题怎么解决这些问题。说实话，这老人的心操得是不是也太远了？

其实，孩子都是大人了，他们完全可以为自己的生活做主，老人的操心反而给了儿女更大的压力，结果可能弄得整个家庭关系都很糟。如果老人心里有事想不开，就会肝气不舒，病就出来了。

曾经，我碰到过有失眠、血压高、心脏不好等问题的老人，都是先给他们疏肝气，让他们用药泡泡脚，把肝气疏开以后，再在心理和情绪上给他们一些开导。所以说，老人要想不生病，一定要少操心、少生气。

（5）专治肝气不舒所引起的甲状腺结节、乳腺增生的调理方

肝气不舒对女性来说，影响最严重的是生殖系统。

现在，女性碰到最多的问题就是甲状腺结节。另外，甲亢、甲减也与此相关。

我认为，好多甲亢的人都是生气气出来的，生气绝对是一个诱因。我小时候的邻居就得了甲亢，因为他们家几乎每天都会吵架。

爱生气的女性还容易乳腺增生。什么是乳腺增生？当你气不通畅郁结在体内时就会出现乳腺增生，这个比例很高。

另外，乳腺增生患者患上乳腺癌的概率比普通人高很多。

现在，乳腺癌已经成为女性肿瘤的第一大病，我身边也总有人到处寻医问药。

爱生气的女性还容易得子宫肌瘤、卵巢囊肿。临床上，我们碰到的患子宫肌瘤、卵巢囊肿的女性基本上都跟情绪紧张有关。为什么？中医认为，肝经循行的路线就经过女子胞宫，它会管女子胞宫的事务，所以叫"司"，就是管理的意思。

我的母亲就得过甲状腺结节，当时检查出来以后，老太太吓坏了，一直担心会发展成肿瘤，惶惶不可终日。当时，西医主张切除，我说让我来化掉。西医的教授说："肯定不能化掉，我做了这么多年的医生，甲状腺结节除了手术切除外没有被化掉的。"当时，他说你要真能化掉，我们一起写个论文。而我说用疏肝气的方法应该能化掉甲状腺结节。结果，在我的调理下，母亲的甲状腺结节现在全都消失了。

以前，有一个中央电视台的中层领导，他的夫人就有这病。我观察以后，觉得这病肯定跟她常常生气有关。果不其然，她的孩子很好玩，不爱学习，她又很要强，所以她每天都气得不得了，持续了好几年。根据这种情况，我判断她这个病就是因为老生气得的。调理时就给她疏肝气。一段时间后，她的甲状腺结节已经检查不到了。后来我又继续观察，发现得甲状腺结节的人，百分之八九十的人都特别要强、爱生气，心里常常有愁事。

如果你或身边的人有甲状腺结节，可以试一下我推荐的方子进行辅助调理。

配方：柴胡6克、炒栀子6克、丹皮6克、香附6克、当归6克、川芎6克、白芍9克、茯苓20克、郁金6克、远志6克。

用法：将上述药物放入水中熬开锅40分钟，然后将药汁分成2份，早晚兑入温水，泡脚，每次20分钟，水温不要太热，水淹过脚面就可以了。

这个方子里，炒栀子能泻心火，清三焦之火；丹皮是疏肝气的，泻肝火的力量很强；香附是理气的；当归是养血的；白芍是柔肝（即舒肝）的；郁金、远志有疏肝安神的功效。

这个方子很简单，就是养血疏肝通络，但是，用后妙处无穷。

当然，如果病情严重，稍微喝点儿也行，但在服用之前要请当地的中医根据自己的体质稍作加减。

这个方子我一直在给有甲状腺结节的朋友用，一般用后，结节慢慢就会变小，会一点一点化掉。化掉了，就表明肝疏开了，里面肝火被泻掉了。

另外，对于乳腺增生的病人，中成药一般服用加味逍遥丸（也叫丹栀逍遥丸）就会起作用，加味逍遥丸也是疏肝气、泻肝火的。

（6）情绪不好，喝灯心竹叶汤

配方： 灯心草 6 克、竹叶 6 克，用于保健的话各 3 克就行。

用法： 灯心草和竹叶煮水，稍微煮一煮就行，跟泡茶一样。

这个方子里，竹叶、灯心草都是泻心火的；心火泻掉，肝火也就减轻了。

所以，大家如果觉得最近压力很大、情绪不好，可以用这个方子。

灯心草和竹叶都很长，煮出来的水有清香的气味。当然，这个方子只是在心火暂时出现以后泻一泻，对疏解情绪有好处。但如果你真的因为肝气不舒导致失眠了，就需要柴胡加龙骨牡蛎汤加味来解决。

后记

如何面对"无妄之疾"

到这里，舌诊的基本知识，我就给大家讲得差不多了。在这本书里，我力图把舌诊和中医体质学说结合来告诉大家，舌诊是识别体质的一个重要方法，如果大家能够掌握一些舌诊的知识，我们就可以对自己的身体有个了解，会更加有针对性地调整体质，保护自己和家人的健康。

昨天早晨，因为要拜访一位老中医，我到中国中医科学院附属的广安门医院，结果，我看到的是人山人海的患者在挂号，每个人脸上，都是愁苦与焦虑的表情，有的人蹲在路边匆忙地吃着早饭。我观察到，为了看病，很多人都是从外地赶来，起大早去排队求医的。这令我很心酸，我想起了清代医家黄元御的一句话："人多无妄之疾，医乏不死之方。"在维护百姓的健康方面，我们需要做的有太多太多了。医学工作者需要不断努力，让这个世界的病痛更少。而我们普通百姓，也需要多多学习健康知识，无论中医知识还是西医知识，都要认真学习，这样才能让自己了解自身状况，才能更加健康幸福。

再次需要向大家声明的是：这本书教给大家的舌诊知识，是健康筛查的手段，我们只给大家怀疑的权利，怀疑就是健康筛查，就是好事。但是，我们不给大家诊断的权利。也就是说，大家不要因为自己学习了一些健康知识，就觉得自己就是医生，就可以给自己确诊了，这是不行的，因为医学训练是较为严谨的。我们怀疑自己有了问题，我们一定要请当地的医生来确诊，这样才更加稳妥可靠。

最后，还要跟大家分享的是，所有的药方，都是暂时的补救措施，没有一个人能靠吃一辈子药来维持健康的。真正能维护我们身体健康的，是良好的情绪，是合理的饮食和积极的锻炼。这，才是一生健康的大道。

罗大伦

2015 年 6 月 17 日

图书在版编目（CIP）数据

图解舌诊 / 罗大伦著 . — 2 版 . — 南昌：江西科
学技术出版社，2018.4（2022.3 重印）

ISBN 978-7-5390-6241-9

Ⅰ . ①图… Ⅱ . ①罗… Ⅲ . ①舌诊 - 图解 Ⅳ .
① R241.25-64

中国版本图书馆 CIP 数据核字 (2018) 第 014263 号

国际互联网（Internet）地址：http://www.jxkjcbs.com
选题序号：ZK2015053　　图书代码：D15024-209

监　　制 / 黄利　万夏
项目策划 / 设计制作 / 紫图图书ZITO®
责任编辑 / 魏栋伟
特约编辑 / 马松
营销支持 / 曹莉丽

图解舌诊

罗大伦 / 著

出版发行	江西科学技术出版社	
社　　址	南昌市蓼洲街 2 号附 1 号　邮编 330009	
	电话:（0791）86623491　86639342（传真）	
印　　刷	艺堂印刷（天津）有限公司	
经　　销	各地新华书店	
开　　本	710 毫米 ×1000 毫米　1/16	
印　　张	12.5	
印　　数	98001-108000 册	
字　　数	140 千字	
版　　次	2015 年 6 月第 1 版	
	2018 年 4 月第 2 版　2022 年 3 月第 9 次印刷	
书　　号	ISBN 978-7-5390-6241-9	
定　　价	49.90 元